Vinita Boloor
Mohammed Ashif K.
Rajesh K.S.

Proteómica em Periodontia

Vinita Boloor
Mohammed Ashif K.
Rajesh K.S.

Proteómica em Periodontia

Uma arena emergente no diagnóstico e tratamento periodontal

ScienciaScripts

Imprint

Cover image: www.ingimage.com

This book is a translation from the original published under ISBN 978-620-7-64725-5.

Publisher:
Sciencia Scripts
is a trademark of
Dodo Books Indian Ocean Ltd. and OmniScriptum S.R.L publishing group

120 High Road, East Finchley, London, N2 9ED, United Kingdom
Str. Armeneasca 28/1, office 1, Chisinau MD-2012, Republic of Moldova, Europe
Printed at: see last page
ISBN: 978-620-7-79547-5

ÍNDICE

INTRODUÇÃO

INTRODUÇÃO

A periodontologia foi definida como o estudo científico do periodonto na saúde e na doença. O periodonto inclui a gengiva, o osso alveolar, o ligamento periodontal e o cemento radicular, ou seja, os tecidos que suportam os dentes.

A doença periodontal é classicamente caracterizada pela destruição progressiva dos tecidos moles e duros do complexo periodontal, mediada pela interação entre comunidades microbianas disbióticas e respostas imunitárias aberrantes nos tecidos gengivais e periodontais. Os potenciais agentes patogénicos periodontais são enriquecidos à medida que a microbiota oral residente se torna disbiótica e as respostas inflamatórias evocam a destruição dos tecidos, induzindo assim um ciclo de feedback positivo incessante de proteólise, inflamação e enriquecimento de agentes patogénicos periodontais. Os agentes patogénicos microbianos chave e a inflamação gengival sustentada são críticos para a progressão da doença periodontal.

No entanto, estudos recentes revelaram a importância de micróbios anteriormente não identificados envolvidos na progressão da doença, incluindo vários vírus, fagos e espécies bacterianas. Além disso, mecanismos imunológicos e genéticos recentemente identificados, bem como factores ambientais do hospedeiro, incluindo a dieta e o estilo de vida, têm sido discernidos nos últimos anos como outros factores que contribuem para a periodontite. Estes factores expandiram coletivamente a narrativa estabelecida da progressão da doença periodontal. Em consonância com este facto, foram exploradas novas ideologias relacionadas com a manutenção da saúde periodontal e o tratamento da doença existente[1] .

Na periodontite, vários mediadores derivados de bactérias e do hospedeiro, expressos na saliva e no fluido crevicular gengival, podem ser utilizados como marcadores de diagnóstico da doença. Outro desenvolvimento significativo relativamente aos genes e proteínas humanos foi a descoberta de potenciais novos fármacos para o tratamento das doenças periodontais. Por conseguinte, a informação sobre as proteínas envolvidas na patogénese das doenças periodontais pode ser utilizada para o seu diagnóstico, prevenção e tratamento[2] .

Com o advento das novas tecnologias, o diagnóstico de várias doenças, incluindo os problemas periodontais, é efectuado com um simples clique. A perceção em relação à análise das doenças mudou dos factores de risco ambientais para os factores de risco baseados no hospedeiro.

O paradigma está a mudar para a base genética das doenças encontradas. Com a ajuda da biologia celular e molecular, é possível reconhecer a profundidade de qualquer doença, o que se revela uma grande ajuda para encontrar a causa fundamental da patogénese e da etiologia da doença.

Todos os seres vivos contêm moléculas fascinantes chamadas proteínas. As proteínas são os blocos de construção da matriz viva e desempenham várias funções. O corpo humano contém uma série de proteínas diferentes, que são proteínas estruturais, catalíticas, reguladoras, de transporte, de armazenamento e transdutoras. Cada uma destas proteínas desempenha um papel funcional específico. As proteínas pertencem a macromoléculas biológicas que existem como estruturas tridimensionais devido às sequências que envolvem os vinte aminoácidos diferentes. Estes aminoácidos estão ligados entre si por ligações peptídicas. A proteómica é uma das novas tendências das ciências biológicas que surgiram após a conclusão da sequenciação do genoma humano e dos genomas de alguns outros organismos importantes. A proteómica é definida como a análise simultânea de todas as proteínas de uma determinada célula num determinado momento[3] . Todos os proteomas têm origem no ARNm e podem ser utilizados para descrever o conteúdo proteico de uma célula. Em termos simples, a proteómica é o estudo da distribuição e da interação das proteínas no tempo e no espaço numa célula, num organismo ou num ecossistema. O termo "proteómica" é uma mistura de "proteína" e "genoma" e foi cunhado pela primeira vez no ano de 1995 por Mare Wilkins para fazer uma analogia com a genómica, o estudo dos genes[4] . A análise do proteoma da estrutura óssea e dentária (esmalte, ligamento periodontal e cemento) e o diagnóstico dos fluidos orais (saliva e OCP) são as principais áreas em que a proteómica dentária tem mostrado resultados promissores[5] .

O vasto leque da definição de proteómica precipita-se numa série de subespecialidades distintas , por exemplo, a proteómica clínica procura identificar, através da análise do espetro proteico nas amostras biológicas (urina, saliva, sangue), novos marcadores que possam ser utilizados no futuro para o diagnóstico precoce e o tratamento de uma doença específica. A bioinformática desempenha um papel importante em todos os domínios do diagnóstico precoce e do tratamento de uma determinada doença.

Vários "ómicos" são importantes para o diagnóstico. Um genoma é o conjunto haploide de cromossomas de um gâmeta ou microrganismo, ou de cada célula de um organismo multicelular, e a genómica é o ramo da biologia molecular que se ocupa da estrutura, função, evolução e mapeamento dos genomas. A transcriptómica é o estudo dos transcriptomas e das suas funções. A metagenómica é o estudo do material genético recuperado diretamente de amostras ambientais e a metabolómica é o estudo científico do conjunto de metabolitos presentes num organismo, célula ou tecido.

Depois da genómica e da transcriptómica, a proteómica é o passo seguinte no estudo dos sistemas biológicos. É mais complicada do que a genómica porque o genoma de um organismo é mais ou menos constante, enquanto o proteoma difere de célula para célula e de tempos a tempos. Em diferentes tipos de células são expressos genes distintos, o que significa que até o conjunto básico de proteínas produzidas numa célula precisa de ser identificado. No passado, este fenómeno era feito através da análise do ARN, mas verificou-se que não estava correlacionado com o conteúdo proteico. Sabe-se agora que o ARNm nem sempre é traduzido em proteínas e que a quantidade de proteínas produzidas para uma dada quantidade de ARNm depende do gene a partir do qual é transcrito e do estado fisiológico atual da célula. A proteómica confirma a presença da proteína e fornece uma medida direta da quantidade presente.

Nos últimos anos, vários investigadores realizaram uma série de estudos proteómicos em fluidos e tecidos do corpo humano (doentes e não doentes) para analisar a química e compreender os processos vitais a nível molecular e celular[3] . As ferramentas proteómicas têm a capacidade de analisar amostras do corpo humano, tais como sangue, saliva, soro, urina, fluido cérvico-vaginal (CVF), espermatozóides, fluido crevicular gengival (GCF), microrganismos e diferentes tecidos (esmalte, dentina, cemento, polpa, gengiva, ligamentos ósseos, células estaminais e mucosa) em estados fisiológicos patológicos e normais[4] . Os recentes desenvolvimentos na proteómica dentária ajudaram a descobrir detalhes anteriormente desconhecidos sobre as estruturas proteicas únicas e a sua função no diagnóstico, nos mecanismos de defesa, na regeneração dos tecidos dentários, na calcificação dos tecidos e na reparação dos tecidos dentários.

Os tecidos periodontais são constituídos por grupos multi-compartimentais de células e matrizes que interagem entre si e que fornecem suporte contínuo, fixação, propriocepção e proteção física aos dentes. O periodonto é também especializado para minimizar os danos nos tecidos resultantes de traumatismos e infecções. As interacções complexas das células e da matriz dentro de grupos de compartimentos fazem a compreensão molecular do periodonto. O exame visual, o exame tátil, a profundidade da bolsa periodontal, o nível de fixação clínica e vários índices periodontais são a base do diagnóstico periodontal na prática clínica diária. A necessidade de desenvolver modalidades de rastreio e de diagnóstico para a deteção precoce da doença periodontal é a necessidade do momento. Para o conseguir, é importante compreender a ciência subjacente e a base molecular da complexidade dos tecidos do periodonto. A evolução ao longo do tempo trouxe os biomarcadores, a proteómica, a genómica e a metabolómica para a linha da frente do diagnóstico periodontal, bem como para avaliar a resposta à terapia. Para uma compreensão mais aprofundada do periodonto, é necessário um mapa do proteoma, ou seja, um catálogo completo da matriz e das proteínas celulares[5] . Atualmente, não existe um catálogo do complemento de expressão total das proteínas matriciais e celulares em qualquer osso alveolar, cemento, gengiva e ligamento periodontal. Os métodos proteómicos atualmente utilizados podem fornecer análises globais de proteínas expressas em células e tecidos específicos de mamíferos. Os progressos recentes no isolamento de tecidos, separação de proteínas, quantificação, análise de sequências e proteómica estrutural e de interação são muito promissores para trazer a fisiologia e a patologia periodontais para a era moderna. No entanto, foram comunicadas muito poucas aplicações da proteómica à análise dos tecidos periodontais[6] .

As complexidades da estrutura dos tecidos periodontais estão subjacentes aos padrões de expressão de múltiplos tipos de células que são regulados por sistemas de controlo extremamente bem integrados. Para manter a fixação da raiz ao osso alveolar durante os períodos de remodelação e movimentação dentária, as adaptações contínuas do ligamento periodontal, do cemento, do osso e da gengiva devem ser coordenadas entre todos os tecidos. Atualmente, existe uma compreensão limitada a nível molecular da forma como a remodelação destes diferentes tecidos é integrada, em parte porque a base molecular da heterogeneidade dos tecidos não está bem definida.

HISTÓRIA

HISTÓRIA

A perspetiva histórica da análise do proteoma provém dos métodos de caraterização das proteínas. Ao longo dos anos, foi desenvolvido um poderoso conjunto de ferramentas de análise de proteínas. Tornaram-se disponíveis técnicas para separar milhares de proteínas numa só corrida, e a sua identificação podia ser conseguida com quantidades mínimas. A palavra "proteoma", cunhada pela primeira vez por Marc Wilkins em 1995, é utilizada para descrever um conjunto de proteínas[4] . A procura de biomarcadores que possam atuar como preditores da doença periodontal na fase de iniciação e progressão tem recebido um interesse considerável durante a última década (Champagne et al. 2003)[7] . O potencial de diagnóstico do fluido gengival crevicular (GCF) tem sido amplamente investigado devido à possibilidade de recolha não invasiva e à complexidade das moléculas que contém (Buduneli & Kinane2011)[8] . Foi demonstrado que o FGC é o transudado do fluido intersticial do tecido gengival, mas durante a doença periodontal transforma-se num exsudado inflamatório que reflecte a composição do soro e inclui substâncias derivadas dos tecidos estruturais do periodonto e das bactérias orais que colonizam a bolsa gengival (Delima & Van Dyke 2003)[9] . Várias substâncias (até 90), incluindo citocinas, enzimas proteolíticas, metabolitos derivados de bactérias ou produtos da degradação dos tecidos, foram investigadas como possíveis indicadores ou preditores da atividade da doença, mas atualmente não existem testes de cadeira que possam ser aplicados de forma fiável para um diagnóstico preciso do prognóstico na prática clínica (Champagne et al. 2003[7] , Eley & Cox 2003[10] , Uitto et al. 2003[11] , Lamster & Ahlo 2007[12]). A introdução da análise proteómica em grande escala em amostras clínicas derivadas do hospedeiro, como o soro ou a saliva, é uma abordagem inovadora que poderia melhorar consideravelmente o conhecimento atual das proteínas envolvidas na saúde ou na doença (Loo et al. 2010)[13] , mas existem dados limitados na literatura sobre as CGF. Foram aplicadas várias técnicas de espetrometria de massa para identificar principalmente as proteínas visadas, como as defensinas (Dommish et al. 2005[14] , Lundy et al 2005[15]) ou o teor de proteínas solúveis em ácido das CGF (Pisano et al 2005)[16] . Recentemente, foram aplicadas técnicas de espetrometria de massa em tandem (MS/MS) para realizar uma análise proteómica em grande escala das CGF, utilizando a eletroforese em gel (Ngo et al. 2010)[17] para a separação de proteínas ou abordagens "shotgun" (Bostanci et al 2010[18] , Grant et al 2010[19] . Estes relatórios referem-se à saúde e à doença periodontal (Bostanci et al. 2010)[18] , a pacientes periodontais em fase de manutenção (Ngo et al. 2010)[17] , ou investigaram alterações durante o processo inflamatório num modelo experimental de gengivite (Grant et al. 2010)[19] e mostraram uma abundância de proteínas derivadas principalmente do hospedeiro em amostras clínicas. Sugeriram que são necessários estudos do FGC para determinar a composição na saúde e na doença periodontal e identificar potenciais biomarcadores.

Utilizando a proteómica "bottom-up" (Nesvizhskii et al 2007)[20] , as proteínas são digeridas enzimaticamente, separadas com base na sua hidrofobicidade, vaporizadas e depois protonadas através de ionização por electro spray. Cada péptido é isolado no espetrómetro de massa e depois fragmentado utilizando a dissociação induzida por colisão para gerar um espetro MS/MS que contém a informação sobre a composição de aminoácidos desse péptido. Utilizando as séries de iões b e y resultantes no espetro MS/MS, a sequência do péptido pode ser derivada utilizando métodos de novo (Frank & Pevzner 2005[21] , DiMaggio & Floudas 2007[22]), de base de dados (Eng et al 1994[23] , Perkins et al 1999[24]), ou métodos híbridos de novo/base de dados (Tanner et al. 2005[25] , DiMaggio et al 2008[26]).

Para determinar a sequência proteica a partir das informações sobre os péptidos, é necessário utilizar uma base de dados para fazer corresponder a anotação do péptido do espetro MS/MS a um péptido teoricamente digerido da lista de proteínas (Nesvizhskii 2007)[20] . Uma vez identificada a lista de proteínas para uma amostra celular, pode ser efectuada uma pesquisa de todas as modificações pós-traducionais (PTM) para identificar todos os tipos e sítios de PTM presentes nas proteínas (Witze et al. 2007[27] , Baliban et al. 2010[28]). Reichenberg et al., 2005[29] relataram um primeiro estudo sobre o proteoma de fibroblastos do ligamento periodontal (PDL) para compreender a fisiologia e a regulação do PDL e identificar marcadores proteicos relacionados com doenças.

OBJECTIVOS E DESAFIOS DA PROTEÓMICA

OBJECTIVOS E DESAFIOS DA PROTEÓMICA

Um dos objectivos iniciais da proteómica era a identificação rápida de todas as proteínas expressas por uma célula ou tecido, um objetivo que ainda não foi alcançado para nenhuma espécie. Os objectivos actuais da investigação proteómica são mais variados e orientados para a determinação sistemática de diversas propriedades das proteínas. Estas incluem a sequência, a quantidade, o estado de modificação, as interacções com outras proteínas, a atividade, a distribuição subcelular e a estrutura (Fig. 1)[30] .

Um proteoma indica o perfil quantitativo da expressão proteica de uma célula, de um organismo ou de um tecido em condições exatamente definidas. O genoma humano compreende cerca de 100000 genes e este inventário de genes é aplicado para uma expressão específica do tipo de célula de um conjunto de 10000 genes. Um gene dará origem a múltiplos produtos proteicos, em média 1,3 proteínas por gene em E. coli, 3 proteínas por gene em *S. cerevisiae* e talvez mais de 10 proteínas por gene em seres humanos, se considerarmos também os fluidos corporais.

Por conseguinte, um proteoma é constituído por cerca de 100 000 proteínas.

Estes números simples demonstram a enorme variabilidade na composição de um proteoma e a capacidade de formar um número infinito de fenótipos. Ligeiras modificações nos parâmetros de expressão, devidas, por exemplo, a stress ou a efeitos de medicamentos, alteram o padrão proteico e causam a presença ou ausência de uma proteína ou variações graduais nas abundâncias. A proteómica analisa e compara os perfis de expressão das proteínas e associa as alterações observadas no padrão proteico aos efeitos.

As principais etapas da proteómica são a conceção racional de um projeto de proteoma, a determinação quantitativa de padrões de proteínas expressas através de técnicas de caraterização bioquímica e a interpretação e extração de dados através da bioinformática[31] . Com as sequências genómicas completas atualmente disponíveis para vários organismos procarióticos e eucarióticos, os investigadores biológicos enfrentam os desafios científicos sem precedentes de atribuir funções moleculares e celulares a milhares de produtos genéticos recentemente previstos e de explicar como estes produtos cooperam em processos fisiológicos complexos.

O campo da proteómica surgiu com os objectivos:

1. Desenvolvimento e aplicação de métodos de análise da expressão e da função das proteínas.
2. Metodologias eficazes para a análise rápida e paralela de para descobrir novos biomarcadores e alvos terapêuticos para o diagnóstico e tratamento de doenças dos seres humanos e
3. Aumentar a nossa compreensão dos processos biológicos

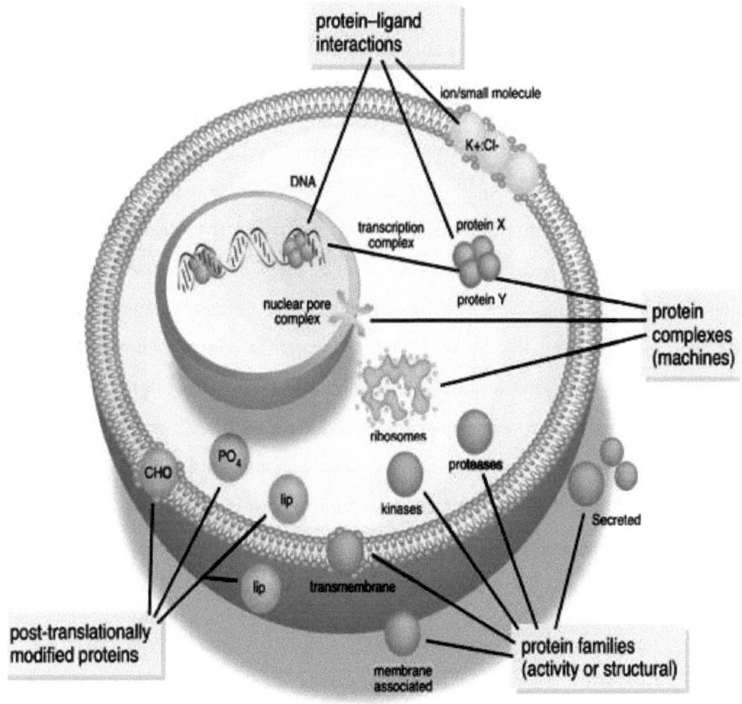

Fig: 1 Representação de uma célula eucariótica. É apresentada uma secção através de uma célula eucariótica, realçando as diversas propriedades das proteínas. A investigação sistemática destas propriedades constitui o domínio da proteómica. A distribuição subcelular, a quantidade, o estado de modificação e interação, a atividade catalítica e a estrutura são particularmente informativos para a descrição dos sistemas biológicos. São apresentados exemplos representativos das propriedades das proteínas, incluindo a distribuição subcelular das proteínas em compartimentos e organelos específicos; a interação das proteínas com o ADN, outras proteínas ou pequenas moléculas para formar complexos funcionais (ou "máquinas") com diversas funções; e modificações das proteínas como hidratos de carbono (CHO), fosfatos (PO) ou lípidos (lip).

Desafios da proteómica

Para que os investigadores em proteómica atinjam estes objectivos, têm primeiro de enfrentar e ultrapassar os desafios técnicos que limitam os esforços para caraterizar sistematicamente as proteínas de amostras altamente complexas[32] .

A proteómica não é simplesmente o equivalente proteico da genómica, devido a problemas metodológicos que estão associados exclusivamente à investigação científica das proteínas (Fig. 2)[33] . Por exemplo, ao contrário do ARN ou do ADN, as proteínas não podem ser amplificadas por PCR. Assim, os investigadores proteómicos são confrontados com a difícil tarefa de detetar, identificar e caraterizar numerosas proteínas de baixa abundância nas suas concentrações celulares naturais. Do mesmo modo, ao contrário do ARN ou do ADN, as proteínas não possuem inerentemente parceiros de ligação de alta afinidade e/ou alta seletividade bem definidos. Assim, o campo dos microarrays de genes tem sido capaz de capitalizar as interacções especiais que os oligonucleótidos partilham com os seus parceiros anti-sentido, enquanto os investigadores de microarrays de proteínas têm de conceber um reagente de captura específico para cada proteína de interesse, um processo que promete ser dispendioso e trabalhoso, mas que não deixa de ser de importância crucial (Fig. 3)[33] .

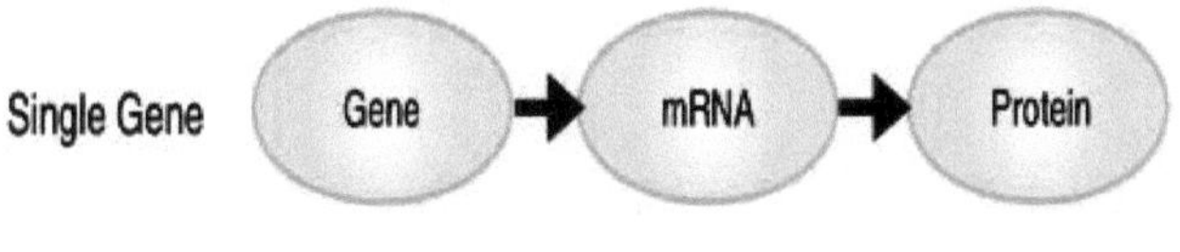

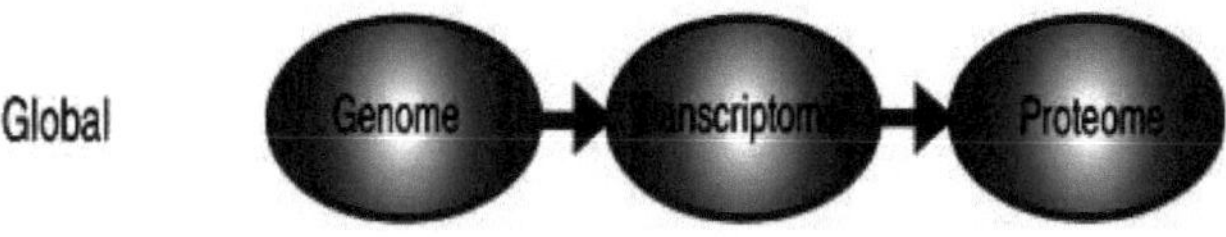

Fig: 2. Estratégia analítica da proteómica

Pathway for Gene Expression

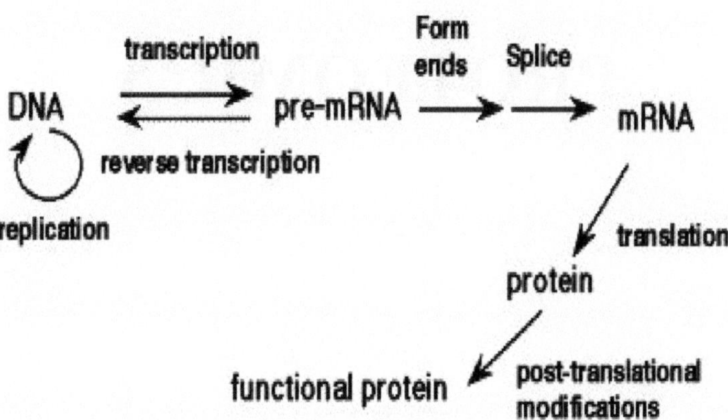

Fig. 3: Co-relação entre a genómica e a proteómica

ANÁLISE PROTEÓMICA

ANÁLISE PROTEÓMICA

A proteómica divide-se principalmente em 3 tipos, dependendo da informação que se pretende obter[34] .

1. Proteómica de expressão

A proteómica de expressão é uma nova abordagem que estuda a expressão quantitativa e qualitativa das proteínas. O seu objetivo é especificar a diferença na expressão de proteínas entre duas condições, tais como doentes e controlos. Além disso, pode identificar proteínas específicas de doenças e novas proteínas na transdução de sinais. As experiências de proteómica de expressão são normalmente utilizadas para estudar os padrões de expressão das proteínas em diferentes células. Por exemplo, uma amostra de tecido tumoral é comparada com uma amostra de tecido normal para identificar diferenças nos níveis de proteínas. As variações na expressão das proteínas, que estão presentes ou ausentes no tecido tumoral em comparação com o tecido normal, são detectadas utilizando técnicas 2-DE e MS [34] .

2. Proteómica estrutural

Existem obstáculos importantes na proteómica estrutural que incluem a identificação de todas as proteínas à escala do genoma, a determinação das suas relações estrutura-função e a descrição das estruturas tridimensionais das proteínas. Em qualquer genoma recentemente sequenciado, 30-50% dos genes codificam proteínas com função molecular ou celular desconhecida[35] . Algumas informações estruturais resultam da análise de proteínas desconhecidas em que é descoberto um ligando ou cofator ligado à proteína. Estes dados são úteis para a descrição funcional, uma vez que a natureza do ligando, o local de ligação do ligando e a disposição dos resíduos catalíticos podem ser inferidos. Outra abordagem envolve a comparação da estrutura recém-determinada com as bases de dados estruturais, uma análise que pode mostrar uma semelhança estrutural que não é óbvia a partir da análise da sequência. Além disso, as estruturas podem ser inferidas através da identificação de motivos estruturais locais (por exemplo, motivo hélice-volta-hélice), ou regiões distintas com resíduos conservados na superfície de uma proteína desconhecida que podem funcionar como locais catalíticos de enzimas ou possíveis locais de interação proteína-proteína. Estão a ser desenvolvidas tecnologias para caraterizar proteínas desconhecidas em paralelo e não individualmente. Muitas estruturas novas sugerem funções bioquímicas que podem ser determinadas experimentalmente. As estruturas das proteínas são geralmente resolvidas experimentalmente por cristalografia de raios X ou espetroscopia de ressonância magnética nuclear. No entanto, a compreensão pormenorizada do espaço tridimensional obtida com estas técnicas é limitada. Os métodos computacionais, como as abordagens comparativas e as simulações de dinâmica molecular, são atualmente utilizados como alternativas para prever as estruturas tridimensionais e o comportamento dinâmico das proteínas[36] . Foram descobertos novos motivos estruturais que estão envolvidos na catálise enzimática ou na ligação de ligandos ou outras macromoléculas, como o ADN e o ARN. A eficiência com que a função é deduzida da estrutura pode ser melhorada através da integração da estrutura com a bioinformática e outras abordagens experimentais, como o rastreio da atividade enzimática ou da ligação de ligandos[35] . Para além dos métodos baseados nas sequências, podem ser utilizadas outras abordagens para prever a função dos genes, incluindo a obtenção de informações sobre a regulação temporal, espacial e fisiológica das proteínas; as proteínas com as quais interagem; o fenótipo do gene eliminado; as actividades bioquímicas; as modificações pós-traducionais; e a análise estrutural das proteínas. A genómica estrutural procura mapear o repertório total de dobras proteicas, na esperança de fornecer imagens tridimensionais de todas as proteínas de um organismo e de inferir as suas funções. Estas novas estruturas revelaram muitas relações funcionais e evolutivas inesperadas que não eram visíveis ao nível da sequência[37] .

Proteómica funcional

Este tipo de proteómica estuda as funções das proteínas e os mecanismos moleculares na célula e determina as interacções dos parceiros proteicos. Em particular, investiga a interação de uma proteína desconhecida com parceiros de um complexo proteico específico envolvido num determinado processo. Isto pode indicar o papel biológico da proteína. Além disso, a elucidação das interacções proteína-proteína *in vivo* pode conduzir a descrições exaustivas das vias de sinalização celular (Fig. 4)[34] .

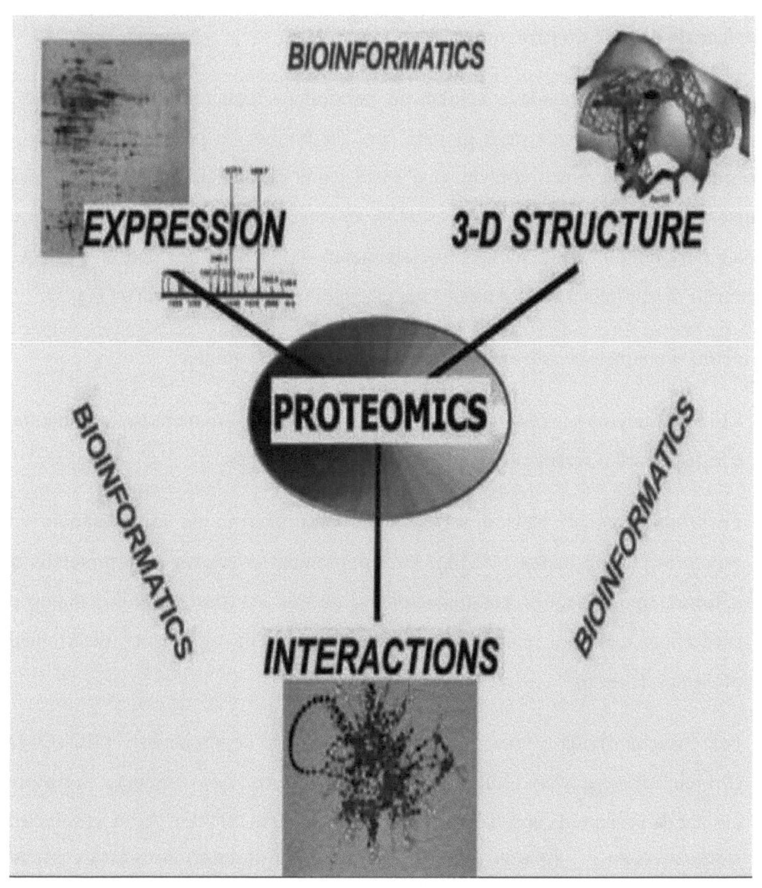

Fig. 4: Tipos de proteómica

Técnicas de análise do proteoma:

A questão e a complexidade celular no periodonto requerem a apresentação de abordagens experimentais mais globais para determinar os perfis de expressão. O armamentário proteómico contém uma vasta gama de abordagens técnicas. Para a análise dos tecidos periodontais dissecados, as secções através do periodonto ou das células periodontais cultivadas, o fracionamento das células e a matriz seguida da separação das proteínas são os passos iniciais para o estudo proteómico (Fig. 5)[6] .

Os métodos enumerados de análise do proteoma são os seguintes.

1. ELISA (Enzyme Linked Immunosorbent Assay) que é um método experimentado e testado para o isolamento e quantificação de proteínas.

2. Em 1995, Randall Nelson foi pioneiro na utilização de imunoensaios com espetrometria de massa (MSIA). Para determinar o conjunto de proteínas que sofreram modificações pós-traducionais, podem ser desenvolvidos anticorpos específicos para as modificações e que só podem reconhecer determinadas proteínas. (Fig: 6)[6] .

3. Foi desenvolvida uma outra abordagem denominada PROTOMAP (ProteinTopography and Migration Analysis Platform) que combina a eletroforese em gel de acrilamida com dodecilsulfato de sódio (SDSPAGE) com a proteómica shotgun para permitir a deteção de alterações na migração do gel, tais como as causadas pela proteólise ou por modificações pós-traducionais (Fig. 7)[38] .

4. Outras técnicas, como a dessorção/ionização por laser assistida por matriz (MALDI), têm sido utilizadas para a determinação rápida de proteínas em determinadas misturas (Fig. 8)[38] .

5. Para a análise de misturas complexas de proteínas provenientes de amostras biológicas, a eletroforese bidimensional em gel de poliacrilamida continua a ser uma tecnologia importante.

6. Foram desenvolvidas técnicas de separação de proteomas baseadas em nongel para ultrapassar as limitações da eletroforese bidimensional, preservando

simultaneamente a capacidade de resolver misturas complexas de proteínas e péptidos antes da análise por espetrometria de massa.

7. A eletroforese capilar é uma alternativa tanto à eletroforese bidimensional para a separação de proteínas como à cromatografia para a separação de péptidos (Fig. 9)[38] . A análise proteómica baseada no espetrómetro de massa está agora a ser utilizada com mais frequência em estudos de interesse para os cientistas dentários, incluindo, por exemplo, a análise de *Streptococcus mutans* e a análise da diferenciação osteoblástica. A sequência da análise espectrométrica de massa de uma mistura desconhecida de proteínas inclui, em primeiro lugar, a separação das proteínas da amostra biológica, a digestão das proteínas, a separação dos péptidos e, em seguida, a análise das proteínas por espetrometria de massa e análise da sequência. Os espectrómetros de massa melhoraram a capacidade de detetar e caraterizar a quantidade de proteínas em amostras biológicas. Continua a ser um grande desafio determinar a forma como o complemento de proteínas celulares expressas, o proteoma, está organizado em redes funcionais de ordem superior e desenvolver redes globais de interação proteína-proteína a nível celular ou tecidular[5] .

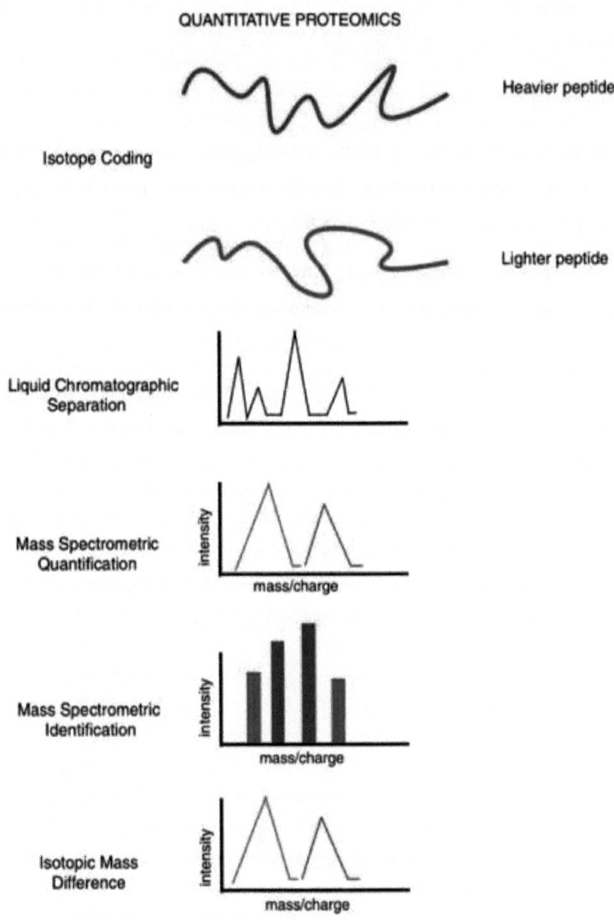

Fig: 5. quantificação de proteínas

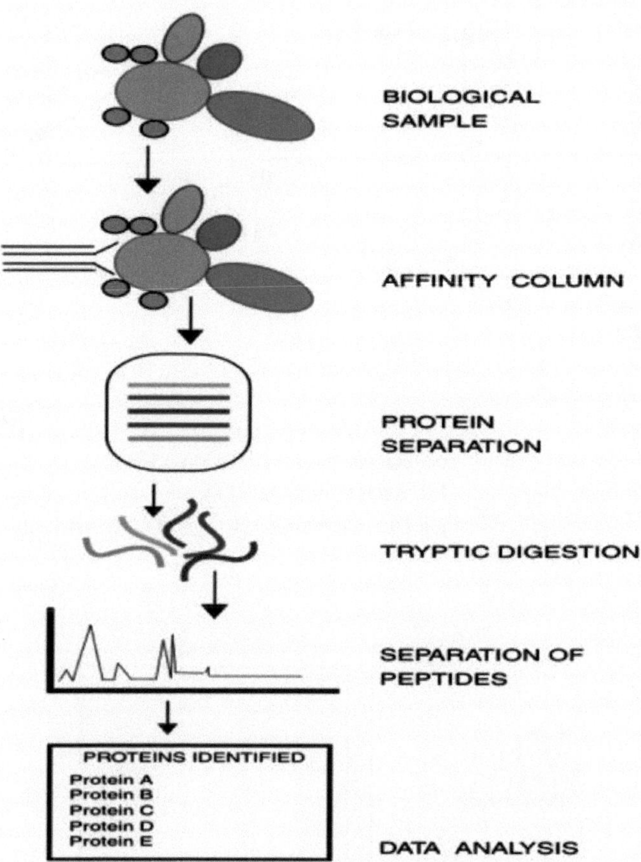

Fig. 6: Etapas anteriores à espetrometria de massa

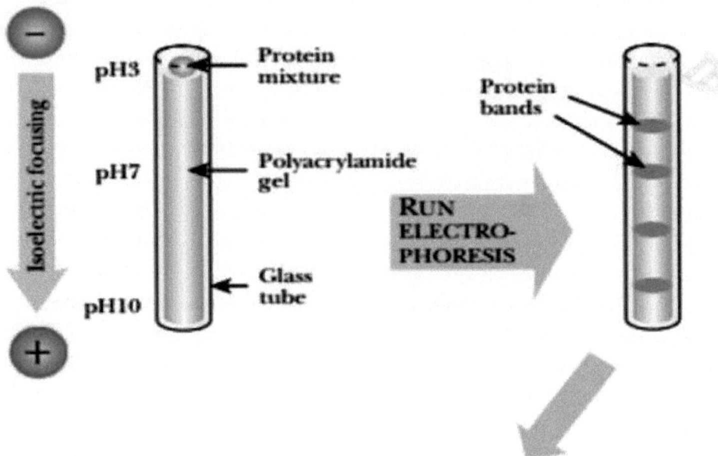

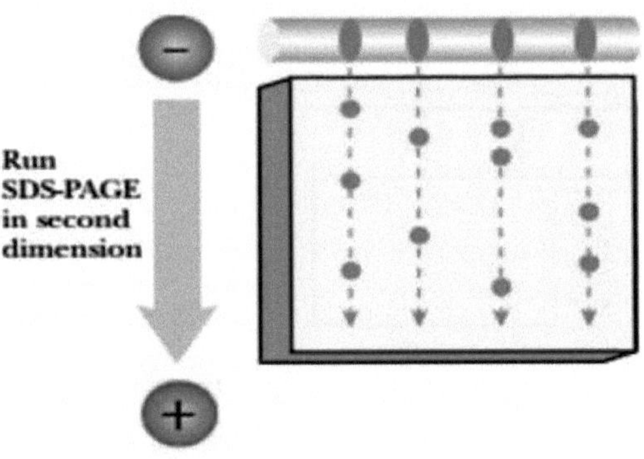

Fig: 7. eletroforese em gel de poliacrilamida

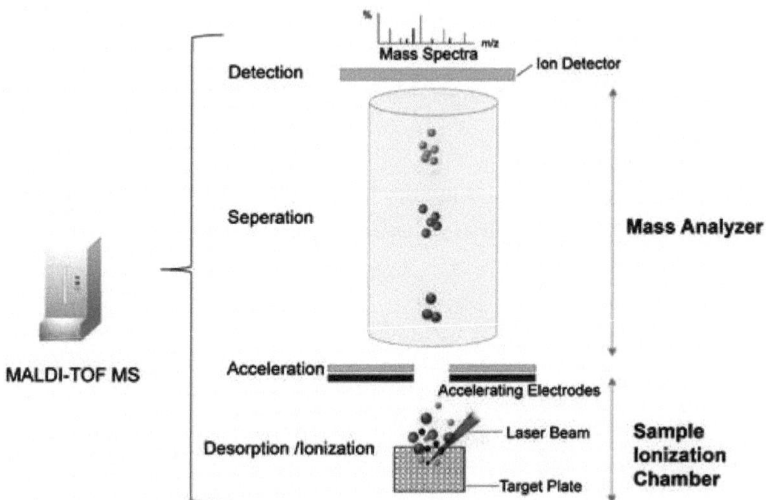

Fig. 8: Espectrómetro de massa MALDI-TOF.

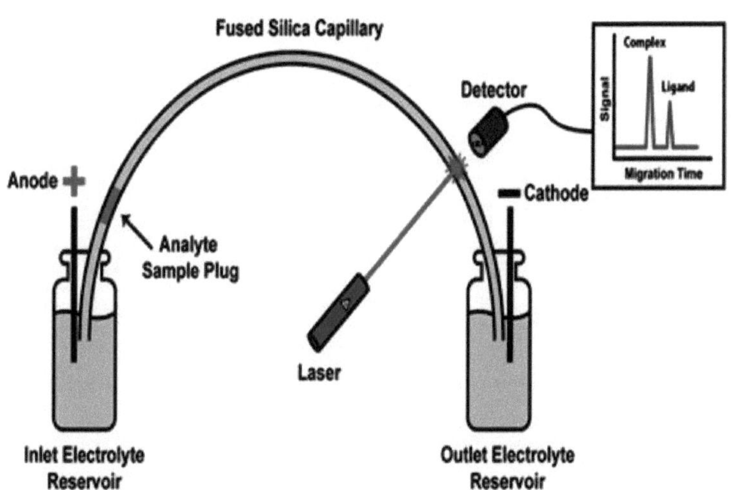

Fig. 9: Eletroforese capilar

Técnicas de análise proteómica:

Uma parte integrante do crescimento da proteómica tem sido os avanços feitos nas tecnologias de proteínas. Desde então, surgiram novas tecnologias e as antigas foram melhoradas em domínios que vão desde a separação de proteínas até à identificação de proteínas. No entanto, é também claro que ainda não é viável realizar muitos tipos de proteómica devido a limitações tecnológicas. Estes problemas terão de ser resolvidos e terão de ser desenvolvidas novas tecnologias para que a proteómica atinja todo o seu potencial.

O fluxograma seguinte ilustra as principais etapas desde a separação das proteínas fraccionadas até à determinação da sua análise sequencial (Fig. 10)[5] .

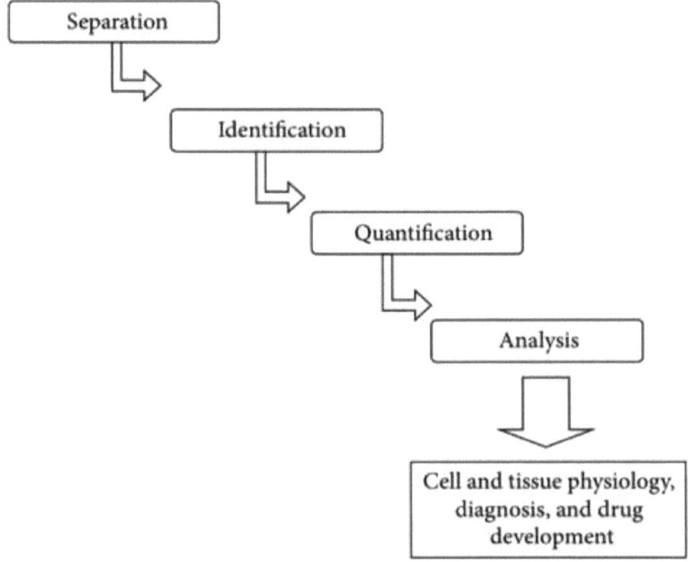

Fig: 10. As principais etapas da separação para análise das proteínas fraccionadas.

Uma experiência proteómica típica (como a caraterização da expressão de proteínas) pode ser dividida nas seguintes categorias:

I. A separação e o isolamento de proteínas de uma linha celular, tecido ou organismo;

II. A aquisição de informação estrutural sobre proteínas para efeitos de identificação e caraterização de proteínas; e

III. Utilização da base de dados.

Separação e isolamento de proteínas:

A tecnologia predominante para a separação e o isolamento de proteínas é a eletroforese em gel de poliacrilamida. A tecnologia de separação de proteínas é uma delas. Desde a sua criação, há cerca de 32 anos, a eletroforese de proteínas continua a ser a forma mais eficaz de resolver uma mistura complexa de proteínas (Fig. 11)[6] .

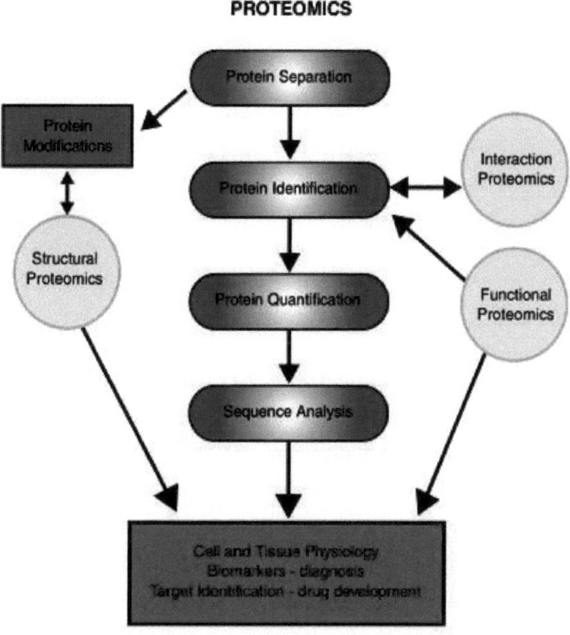

Fig. 11: Fluxograma de sequência que mostra os principais passos para a determinação da análise da sequência de proteínas fraccionadas.

Eletroforese em gel a uma e duas dimensões:

Para muitas aplicações proteómicas, a 1-DE é o método de eleição para resolver misturas de proteínas. Em 1-DE, as proteínas são separadas com base na massa molecular. Como as proteínas são solubilizadas em dodecil sulfato de sódio (SDS), a solubilidade das proteínas raramente é um problema. Além disso, a 1-DE é simples de efetuar, é reprodutível e pode ser utilizada para resolver proteínas com massas moleculares de 10 a 300 kDa. A aplicação mais comum da 1-DE é a caraterização de proteínas após alguma forma de purificação de proteínas. Isto deve-se ao poder de resolução limitado de um gel 1-D. Se for encontrada uma mistura de proteínas mais complexa, como um lisado de células em bruto, pode ser utilizada a 2-DE. Na 2-DE, as proteínas são separadas por duas propriedades distintas. São resolvidas de acordo com a sua carga líquida na primeira dimensão e de acordo com a sua massa molecular na segunda dimensão. A combinação destas duas técnicas produz uma resolução muito superior à obtida em 1-DE.

Um dos maiores pontos fortes da 2-DE é a capacidade de resolver proteínas que sofreram alguma forma de modificação pós-tradução. Esta resolução é possível em 2-DE porque muitos tipos de modificações proteicas conferem uma diferença de carga, bem como uma alteração da massa da proteína. A 2-DE pode detetar diferentes formas de proteínas que resultam de splicing alternativo do ARNm ou de processamento proteolítico.

Aplicações de 2-DE:

1. A principal aplicação da 2-DE continua a ser a caraterização da expressão proteica. Nesta abordagem, a expressão proteica de quaisquer duas amostras pode ser comparada qualitativa e quantitativamente. O aparecimento ou desaparecimento de manchas pode fornecer informações sobre a expressão diferencial de proteínas, enquanto a intensidade dessas manchas fornece informações quantitativas sobre os níveis de expressão de proteínas. O perfil de expressão proteica pode ser utilizado para amostras de organismos inteiros, linhas celulares, tecidos ou fluidos corporais. Exemplos desta técnica incluem a comparação de tecidos normais e doentes ou de células tratadas com vários fármacos ou estímulos.

2. Outra aplicação da 2-DE é a proteómica de mapas celulares. A 2-DE é utilizada para mapear proteínas de microrganismos, organelos celulares e complexos proteicos. Também pode ser utilizada para resolver e caraterizar proteínas em subproteomas que tenham sido criados por alguma forma de purificação de um proteoma. Uma vez que um único gel 2-DE pode resolver milhares de proteínas, continua a ser uma ferramenta poderosa para a catalogação de proteínas.

Limitações:

1. Apesar dos esforços para automatizar a análise de proteínas por 2-DE, continua a ser um processo moroso e intensivo em termos de mão de obra. Uma experiência típica de 2-DE pode demorar dois dias, e apenas uma única amostra pode ser analisada por gel.

2. A 2-DE é limitada tanto pelo número como pelo tipo de proteínas que podem ser resolvidas. Por exemplo, a mistura de proteínas obtida a partir de um lisado de células eucarióticas é demasiado complexa para ser completamente resolvida num único gel 2-D.

3. Muitas proteínas grandes ou hidrofóbicas não entram no gel durante a primeira dimensão, e as proteínas de acidez ou basicidade extremas (proteínas com pl (ponto isoelétrico) inferior a pH 3 e superior a pH 10) não estão bem representadas.

Alternativa de eletroforese

As limitações da 2-DE inspiraram uma série de abordagens para contornar a eletroforese em gel de proteínas.

Uma abordagem consiste em converter toda uma mistura de proteínas em péptidos (geralmente por digestão com tripsina) e depois purificar os péptidos antes de os submeter a análise por MS. Foram concebidos vários métodos de purificação dos péptidos, incluindo a cromatografia líquida, a eletroforese capilar e uma combinação de técnicas como a identificação multidimensional de proteínas ou a cromatografia de permuta catiónica e a cromatografia de fase reversa (R). A vantagem destes métodos é que, uma vez que se evita a utilização de um gel 2-D, é possível representar um maior número de proteínas na mistura.

A desvantagem é que pode ser necessária uma enorme quantidade de tempo e capacidade de computação para deconvoluir os dados obtidos. Além disso, podem ser gastos tempo e esforço consideráveis na análise de proteínas sem interesse. Uma das mais interessantes

As técnicas que têm vindo a surgir como alternativa à eletroforese de proteínas são as etiquetas de afinidade codificadas por isótopos (ICAT). Este método permite a caraterização quantitativa de proteínas entre diferentes amostras sem a utilização de eletroforese.

Espectrometria de massa

A MS permite obter informações estruturais sobre as proteínas, como as massas dos péptidos ou as sequências de aminoácidos. Estas informações podem ser utilizadas para identificar a proteína através da pesquisa em bases de dados de nucleótidos e de proteínas. Podem também ser utilizadas para determinar o tipo e a localização das modificações da proteína.

A recolha de informações sobre proteínas pelo MScan divide-se em três fases:

I. Preparação da amostra,

II. Ionização da amostra, e

III. Análise de massa. [38]

Na maior parte da proteómica, uma proteína é resolvida a partir de uma mistura utilizando um gel de 1- ou 2-Dpoliacrilamida. O desafio consiste em extrair a proteína ou os seus péptidos constituintes do gel, purificar a amostra e analisá-la por MS.

1. Ionização da amostra.

Para que as amostras biológicas possam ser analisadas por MS, as moléculas devem ser carregadas e secas, o que é conseguido convertendo-as em iões dessolvatados. Os dois métodos mais comuns para este efeito são a ionização por electrospray (ESI) e a dessorção/ionização a laser assistida por matriz (MALDI). Em ambos os métodos, os péptidos são convertidos em iões através da adição ou perda de um ou mais protões

2. Ionização por electrospray.

Na ESI, uma amostra líquida flui de um tubo micro capilar para o orifício do espetrómetro de massa, onde uma diferença de potencial entre o capilar e a entrada do espetrómetro de massa resulta na geração de uma fina névoa de gotículas carregadas. À medida que o solvente se evapora, as dimensões das gotículas diminuem, resultando na formação de iões dessolvatados. Uma melhoria significativa na tecnologia ESI ocorreu com o desenvolvimento da ionização por nanospray. Na ionização por nanospray, o tubo micro capilar tem um orifício de pulverização de 1 a 2 um e caudais tão baixos como 5 a 10 nl/min.

Dessorção/ionização por laser assistida por matriz.

No MALDI, a amostra é incorporada em moléculas da matriz e depois sujeita a irradiação por um laser. O laser promove a formação de iões moleculares. A matriz é normalmente uma pequena molécula que absorve energia, como o ácido 2,5-di-hidroxibenzóico ou o ácido oraciano-4-hidroxicinâmico. A substância a analisar é colocada, juntamente com a matriz, numa placa metálica e deixada evaporar, resultando na formação de cristais. A placa, que pode ter o formato de 96 poços, é então colocada no espetrómetro de massa, e o laser é automaticamente direcionado para locais específicos da placa. Uma vez que a aplicação da amostra pode ser efectuada por um robô, todo o processo, incluindo a recolha e análise de dados, pode ser automatizado. Esta é a maior vantagem do MALDI. Outra vantagem do MALDI em relação ao ESI é que as amostras podem frequentemente ser utilizadas diretamente sem qualquer purificação após a digestão em gel.

3. Análise de massa.

A análise de massa segue a conversão de proteínas ou péptidos em iões moleculares. Um analisador de massa é o componente do espetrómetro de massa que recebe as massas ionizadas e as separa com base nas relações carga/massa, enviando-as para o detetor onde são detectadas e posteriormente convertidas numa saída digital.

Tipos de espectrómetros de massa:

A maioria dos espectrómetros de massa é constituída por quatro elementos básicos:

I. uma fonte de ionização,

II. um ou mais analisadores de massa,

III. um espelho de iões, e

IV. um detetor.

Os nomes dos vários instrumentos são derivados do nome da sua fonte de ionização e do analisador de massa. A análise de proteínas ou péptidos por MS pode ser dividida em duas categorias gerais:

I. análise da massa dos péptidos e

II. sequenciação de aminoácidos.

Na análise de massa de péptidos ou impressão digital de massa de péptidos, as massas de péptidos individuais numa mistura são medidas e utilizadas para criar um espetro de massa. Na sequenciação de aminoácidos, é utilizado um procedimento conhecido como espetrometria de massa em tandem, ou MS/MS, para fragmentar um péptido específico em péptidos mais pequenos, que podem depois ser utilizados para deduzir a sequência de aminoácidos[38] .

BIOMARCADORES PROTEÓMICOS

BIOMARCADORES PROTEÓMICOS

Foi compilada uma constelação de definições de "biomarcador" (forma abreviada de marcador biológico). A maioria das definições é adaptada de acordo com a identidade da categoria da doença ou do processo de doença em causa. Por exemplo, o National Cancer Institute (NCI) define biomarcadores no seu dicionário de termos relativos ao cancro como "uma molécula biológica encontrada no sangue, noutros fluidos corporais ou nos tecidos que é um sinal de um processo normal ou anormal, ou de uma condição ou doença"[39,40]. Outras definições alargaram o âmbito do conceito, incorporando características biológicas sujeitas a uma avaliação objetiva como indicadores de processos biológicos normais ou patogénicos ou como indicadores de resposta a intervenções terapêuticas (incluindo farmacológicas)[41] . Eis alguns exemplos:

- "Característica objetivamente medida como indicador de processos biológicos normais, de processos patogénicos ou de uma resposta farmacológica a uma intervenção terapêutica" [39] .
- "Qualquer substância, estrutura ou processo que possa ser medido no corpo ou nos seus produtos e que influencie ou preveja a incidência de resultados ou doenças"[42] .
- "Agentes físicos, químicos ou biológicos acessíveis nas matrizes corporais que podem ser medidos no fluido corporal ou nas células".
- "Parâmetro fenotípico mensurável que caracteriza o estado de saúde ou de doença de um organismo, ou uma resposta a uma determinada intervenção terapêutica"[40]
- E como "alterações celulares, bioquímicas ou moleculares que são mensuráveis em meios biológicos, tais como tecidos, células ou fluidos humanos"

O progresso tecnológico, juntamente com os avanços na investigação diagnóstica, é promissor para o desenvolvimento de métodos para identificar o risco periodontal individual e quantificar o risco através de biomarcadores objectivos. A investigação de biomarcadores visa encontrar marcadores fiáveis para os estados actuais e futuros da doença periodontal. Nas últimas duas décadas, foi documentada uma variedade de testes de diagnóstico baseados em metodologias físicas, químicas, microbiológicas e imunológicas[43,44] . Existe um elevado nível de procura, mas também são elevadas as expectativas em relação aos biomarcadores candidatos a utilizar nas doenças periodontais (Fig. 12)[44] .

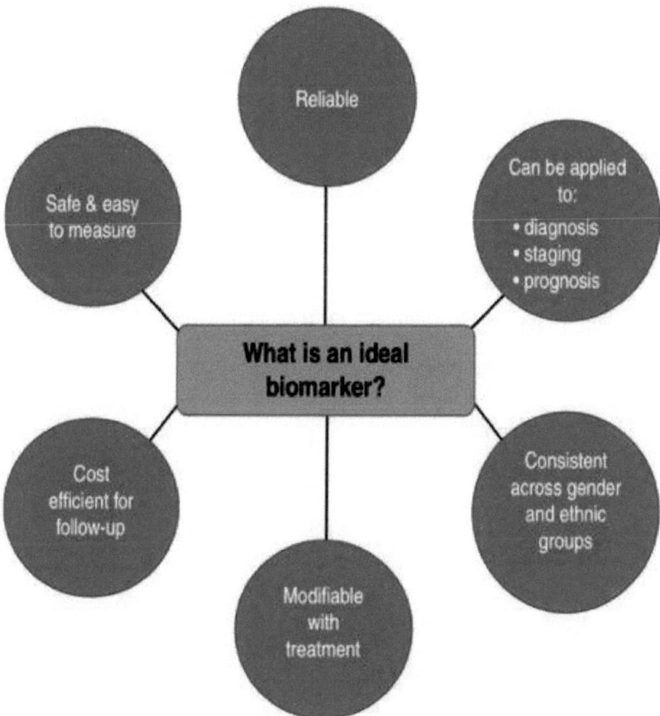

Fig: 12. Características de um biomarcador ideal para doenças periodontais

Um dos principais desafios no campo da Periodontologia é descobrir um biomarcador de diagnóstico/prognóstico periodontal ideal, que seja capaz de atingir os seguintes objectivos

1. para identificar a atividade atual da doença
2. diferenciar os sítios activos dos inactivos
3. para prever a progressão da doença
4. monitorizar a resposta à terapia periodontal[45] .

Numa doença crónica infecciosa e inflamatória como a periodontite, existem três fases: infeção, inflamação e destruição dos tecidos. Assim, a pesquisa de biomarcadores pode ter como objetivo encontrar biomarcadores válidos que identifiquem uma ou mais destas fases.

As doenças periodontais têm algumas características únicas, como se segue:

- São muito frequentes

• Há suscetibilidade/resistência; factores de risco

• Infeção, inflamação; a teoria da infeção focal está envolvida

- Existem mecanismos multifactoriais/complexos

• Existem casos inexplicáveis[46] .

PROTEÍNAS DO PERIODONTO

PROTEÍNAS DO PERIODONTO

Os marcadores proteómicos periodontais vão desde os marcadores de proteínas salivares, como a imunoglobulina G, até aos marcadores de proteínas de remodelação óssea. Estes podem ser específicos/não específicos. Os marcadores específicos são as imunoglobulinas que caracterizam a presença de periodontite crónica ou agressiva. Entre os marcadores não específicos encontram-se enzimas, proteínas, mucinas, histatina, lactoferrina, peroxidase lisossómica, etc. Além disso, o sangue, o FG, o soro, os produtos séricos, os electrólitos, os microrganismos, as células epiteliais e imunitárias, os produtos de degradação bacteriana, os lipopolissacáridos e os fibroblastos periodontais podem ser utilizados para a análise do proteoma. Os biomarcadores específicos da periodontite e qualquer alteração na sua composição podem ser utilizados como diagnóstico. A análise exaustiva e a identificação do conteúdo proteómico da saliva, do FGF, dos fibroblastos periodontais e dos micróbios periodontais são um primeiro passo necessário para a descoberta de marcadores proteicos periodontais para a doença periodontal.

A expressão das proteínas dos fibroblastos do ligamento periodontal (PDL) tem sido estudada utilizando métodos imunológicos, embora esta técnica esteja limitada a proteínas previamente identificadas para as quais existem anticorpos específicos. Foi identificado um total de 117 proteínas nos fibroblastos do LDP, que podem servir de mapa de referência para futuros estudos clínicos, bem como para a investigação básica[47] . Estudos relataram a análise proteómica do cemento e do osso alveolar. Foi reconhecido um total de 235 e 213 proteínas no osso alveolar e no cemento, respetivamente, utilizando LC-MS/MS com LTQ-FT (Ultra) devido à sua elevada resolução e precisão. Anteriormente, as proteínas incluindo osteocalcina (BGLAP), TNN, FN, VIM, CHAD, vitronectina VTN e LUM foram identificadas como proteínas extracelulares não colagénicas no cemento e no osso alveolar.

Os possíveis biomarcadores periodontais potenciais são:

1. Imunoglobulinas: (*Ig A, Ig G, IgM e sIg A*). As imunoglobulinas actuam como um mecanismo de defesa inato do periodonto, interferindo com a aderência e o metabolismo das bactérias. As concentrações de imunoglobulina salivar (IgA, IgG e

IgM) são específicas para os agentes patogénicos periodontais, sendo mais elevadas nos indivíduos afectados. Após um tratamento periodontal bem sucedido, os níveis destas imunoglobulinas na saliva diminuem consideravelmente. O rastreio da saliva (não invasivo

), especialmente para a IgA, identifica indivíduos que têm potencial para desenvolver doença periodontal ou aqueles que estão atualmente a responder a uma infeção periodontopatogénica, constituindo assim uma técnica útil [48]

2. **Subprodutos da degradação tecidular:** (telopeptidases de colagénio, proteoglicanos, osteocalcina, fragmentos de fibronação e fragmentos de colagénio ósseo). A osteocaleína, a osteonectina, as telopeptidases de colagénio e o colagénio ósseo são biomarcadores proteómicos da homeostase óssea. Trata-se de moléculas derivadas do tecido conjuntivo. Estão associadas ao metabolismo ósseo local confinado àperiodontite e a condições sistémicas como a osteoporose ou cancros ósseos metastáticos[49] .

- **Telopeptídeo carboxiterminal reticulado de piridinolina do colagénio de tipo I.**

A piridinolina, a desoxipiridinolina, os Ntelopeptídeos e os C-telopeptídeos são uma classe de moléculas de degradação que são libertadas sistemicamente durante a degradação da matriz de colagénio e a reabsorção óssea devido à modificação pós-tradução do colagénio. Surgiram como marcadores proteómicos valiosos para a renovação óssea e são muito específicos para a doença periodontal. Estes marcadores diferenciam a destruição óssea periodontal ativa ou peri-implantar da doença periodontal latente[47] .

Palys et al.[50] "relacionaram os níveis de telopeptídeo terminal carboxi reticulado de piridinolina do colagénio tipo I (ICTP) com a microflora subgengival de vários estados de doença no GCF e descobriram que os níveis de ICT diferiam significativamente entre indivíduos saudáveis, com gengivite e periodontite, e estavam modestamente relacionados com vários parâmetros clínicos da doença." Os níveis reduzidos de ICT após a terapia periodontal implicam que é um bom indicador de osso alveolar futuro e perda de ligação clínica.

- **Osteocalcina**. É a proteína não colagénica mais abundante no osso, com uma propriedade específica de ligação ao cálcio, sendo sintetizada principalmente por osteoblastos e desempenhando assim um papel dominante na remodelação óssea. Kunimatsu et al[51] no ano de 1993 relataram "uma correlação positiva entre os níveis do péptido terminal N da osteocalcina do FGC e os parâmetros clínicos num estudo transversal de doentes com periodontite e gengivite. A osteocalcina não pôde ser detectada em pacientes com gengivite". Mais tarde, no ano de 1994, Nakashima et al[52] relataram "níveis significativos de osteocalcina no FGC de pacientes com periodontite e gengivite". "Na avaliação de uma combinação dos marcadores bioquímicos osteocalcina, colagenase, prostaglandinaE2, a2-macro-globulina, elastase e fosfatase alcalina, foram registados valores de sensibilidade e especificidade de diagnóstico aumentados de 80% e 91%, respetivamente" por Nakashima et al.[52] em 1996

- **Osteopontina (OPM).** É uma fosfoproteína glicosilada não colagénica que se liga ao cálcio na matriz óssea e é produzida por várias células, incluindo osteoblastos, osteoclastos e macrófagos. Em 2001, Kido et al demonstraram que "o nível de OPN no GCF está significativamente correlacionado com a progressão da doença periodontal" . [53]

- **Calprotectina**. É uma proteína chave do citosol dos leucócitos. A calprotectina tem um importante mecanismo de defesa, uma vez que afecta a atividade do P. gingivalis[53] . Kido et al.[54] no ano de 1999 descobriram que "a concentração de calprotectina é elevada no FGC de doentes com doença periodontal".

3. Factores de acolhimento

A resposta do hospedeiro inclui monócitos, PMNs, macrófagos, IL-1, TNF-a e PGE2.

As células hospedeiras incluem células imunitárias, interleucinas e fibroblastos do ligamento periodontal.

As enzimas derivadas do hospedeiro incluem metaloproteinases da matriz (MMPs), elastase, aspartato amino transferase, catepsina B e fosfatase ácida.

- **Células hospedeiras.** A inflamação periodontal ocorre no tecido gengival em resposta aos biofilmes de bactérias da placa bacteriana. Os componentes celulares do GCF incluem 70-80% de granulócitos, 10-20% de monócitos/macrófagos, 5% de mastócitos e 5% de linfócitos T. Assim, o estado fisiopatológico do periodonto de uma forma específica do local pode ser avaliado através da análise do proteoma de amostras de GCF.

- **Células Inflamatórias.** A inflamação periodontal em resposta a biofilmes de bactérias da placa bacteriana induz subsequentemente uma resposta específica do antigénio. Friedman e Klinkhammer desenvolveram a Taxa Migratória de Orogranulócitos (OMR) através de um método padronizado de recolha e contagem de leucócitos na saliva[5] .

- **Macrófagos.** As interleucinas e as prostaglandinas são importantes mediadores inflamatórios libertados pelos macrófagos e PMNs devido aos efeitos quimioatraentes do lipopolissacárido presente na parede celular bacteriana.

- **Fibroblastos do ligamento periodontal (PDL).** A identificação e caraterização dos componentes celulares do PDL são importantes para a compreensão das proteínas. O PDL é um tecido dinâmico que implica uma hemostase intensa e equilibrada regulada por interacções célula-ECM. No que respeita à síntese de proteínas na PDL funcional, foram obtidos dados através do estudo de fibroblastos da PDL utilizando técnicas imunológicas de anticorpos específicos. A análise do proteoma dos fibroblastos humanos da PDL em funcionamento foi estudada e revelou proteínas que alargarão a base para a futura compreensão das actividades celulares da PDL na saúde e na doença. A análise proteómica das proteínas totais das células PDL conduz à identificação de 117 proteínas que correspondem a 74 produtos genéticos diferentes, criando um mapa do proteoma que mostra uma variedade de proteínas novas e esperadas. Os fibroblastos PDL são demonstrados pela identificação de 20 pontos como enzimas metabólicas. Analisando a distribuição subcelular das proteínas identificadas, verificou-se que 50,2% são citoplasmáticas e outro conjunto importante de grupos de proteínas identificadas era composto por 14,9% de retículo endoplasmático e 16,3% de mitocôndrias. As proteínas associadas à membrana constituíam 4% e as vesículas citoplasmáticas 1,3%.

- **Neutrófilos.** Os neutrófilos são a primeira linha de defesa do hospedeiro contra as bactérias periodontopatogénicas. Nos grânulos neutrófilos estão presentes enzimas hidrolíticas neutras (elastase, catepsina G, mieloperoxidase, lisozima, hidrolases, lactoferrina e colagenase neutrofílica, como a MMP-8 e a MMP-9)[55] . A B glucuronidase é uma enzima lisossómica que actua como marcador da libertação do grânulo primário dos PMNs[56] . Um nível aumentado de enzima esterase é observado em indivíduos periodontalmente comprometidos e também durante a formação de cálculos[57] .

- **Metaloproteinases de matriz (MMPs).** As enzimas derivadas de células hospedeiras, como as metaloproteinases de matriz (MMPs), são um grupo importante de proteinases neutras implicadas no processo destrutivo da doença periodontal que pode ser medido no GCF. Os neutrófilos são as principais células responsáveis pela libertação de MMP e, mais importante, de MMP-8 (colagenase-2) e MMP-9 (gelatinase-B), o que constitui uma preocupação para um periodontista, uma vez que é libertada durante as fases agudas da doença periodontal. A gengiva humana inflamada e o GCF em indivíduos com periodontite adulta têm níveis aumentados de MMPs. A MMP-8, sendo uma enzima chave no fluido sulcular extracelular peri-implantar de lesões de peri-implantite, pode ser utilizada como biomarcador na fase ativa da doença peri-implantar. Assim, para além de ser um indicador da gravidade da doença, a MMP-8 também mede a atividade da doença. A gelatinase (MIMP-9) degrada a substância fundamental intercelular de colagénio e pode servir de guia na monitorização do tratamento periodontal, uma vez que o seu nível é mais elevado no FGC dos doentes com periodontite crónica do que em doentes saudáveis[49] . A colagenase-3 ou MMP-13 é outra MMP colagenolítica com uma especificidade de substrato excecionalmente ampla e também um papel na peri-implantite. A MMP-13 pode ser útil para diagnosticar e monitorizar o curso da doença periodontal e para acompanhar a eficácia da terapia. Foi demonstrado que níveis elevados de MMP-13 e MMP-8 se correlacionavam com a perda óssea vertical peri-implantar irreversível em redor de implantes dentários soltos. A MMP-

2 é segregada por fibroblastos gengivais e os níveis de MMP-2 crevicular foram observados como sendo mais baixos em condições de gengivite e periodontite.

De acordo com um estudo de Rai et al.[58] em 2008, mostraram que "os níveis de MMP-8, MMP-2 e MMP-9 estavam altamente correlacionados com a profundidade de sondagem e a hemorragia à sondagem e concluíram que as MMP-8, MMP-2 e MMP-9 são biomarcadores da doença periodontal e ajudam na deteção precoce da periodontite ou gengivite".

- **Óxido nítrico**. O óxido nítrico [NO] é um radical livre com importantes funções celulares e é produzido e libertado pelos neutrófilos e macrófagos humanos. O NO é sintetizado a partir da conversão da L-arginina em L-citrulina pela óxido nítrico sintase [NOS]. A arginase, uma enzima depletora de arginina, pode competir com a NOS pelo substrato comum Larginina, inibindo assim a produção de NO.

- **Catepsina B**. A catepsina B, uma cisteína protease cuja fonte no FGC provém principalmente dos macrófagos, contribui para a destruição dos tecidos periodontais através da ativação proteolítica da procolagenase dos neutrófilos (Promatrix metalloproteinase-8).

- **Enzima Aspartato Aminotransferase (AST).** A AST é um biomarcador de destruição de tecidos libertado pelas células necróticas no FGC e está associada à gravidade da periodontite. Persson et al.[59] registaram associações significativas entre os níveis de AST no FGC e as medições clínicas, tendo sido desenvolvido um sistema de teste, o Periogard periodontal tissue monitors (PTM).

- **Fosfatase alcalina (ALP) e fosfatase ácida (ACP)**. São glicoproteínas ligadas à membrana envolvidas na preservação do osso alveolar e na renovação do ligamento periodontal[55] . As enzimas salivares e a formação de cálculos encontraram uma associação significativa entre a ACP salivar e a formação de cálculos.

4. Factores microbianos.

Várias espécies bacterianas estão localizadas na placa subgengival, das quais apenas algumas desempenham um papel causal na patogénese das doenças periodontais no hospedeiro suscetível. As espécies bacterianas específicas de interesse na patogénese periodontal são *T. forsythia, P. gingivalis, T. denticola e A. actinomycetemcomitans*. Os membros do "complexo vermelho" de agentes patogénicos periodontais (*T. forsythia, P. gingivalis, t.denticola*) exibem atividade BANA (benzoil-Dlarginina-naftilamida) e estão fortemente correlacionados com a atividade periodontal. A lógica básica da análise microbiana para a monitorização da periodontite é visar os agentes patogénicos implicados na doença.

Taba Jr. et al[60] no ano de 1998 testaram a presença de patógenos periodontais na saliva total em relação à ocorrência dos microorganismos na placa subgengival. Verificaram que, utilizando a reação em cadeia da polimerase, foi encontrada uma concordância razoável entre a presença de *P. gingivalis, P. intermedia* e *T. denticola* na saliva total e em amostras de bolsas periodontais.

- ***A.actinomycetemcomitans***. Os factores de virulência de *A.actinomycetemcomitans* podem ser libertados para as células humanas através de vesículas da membrana externa (OMVs) ou por componentes de superfície solúveis livres com atividade pró-inflamatória. A produção abundante tanto de OMVs como de material de superfície solúvel livre é observada na placa; constituem uma fonte significativa de estimulantes inflamatórios juntamente com as bactérias planctónicas no sistema hemopoiético. Alugupalli et al.[61] referiram que a lactoferrina interage com *A. actinomycetemcomitans*, que é um microrganismo causador de periodontite agressiva, e que a sua colonização pode ocorrer mais rapidamente num ambiente que contenha lactoferrina com baixos níveis de ferro e que o nível deprimido de ferro encontrado na lactoferrina pode resultar tanto das bactérias patogénicas sequestradoras de ferro como da capacidade reduzida da lactoferrina para se ligar ao ferro na saliva de doentes com periodontite agressiva.

- ***A P.gingivalis*** está implicada na resposta imune e inflamatória do hospedeiro na doença periodontal, uma vez que apresenta a maior atividade proteolítica através de peptidases, elastases, proteases do tipo tripsina e colagenases que podem ser monitorizadas pela análise do proteoma do FGC.

5. Marcadores fenotípicos

- **Queratina epitelial**. Para a função das células epiteliais na doença periodontal e no diagnóstico periodontal, os antigénios específicos da queratina na saliva e a deteção de queratinas por anticorpos monoclonais podem ter valor diagnóstico na deteção de displasia epitelial, cancro oral, quistos odontogénicos e tumores. Os marcadores fenotípicos dos epitélios juncional e sulcular oral podem ser utilizados como indicadores de doença periodontal. McLaughlin[62] demonstrou que "a concentração de queratina no FGC era significativamente mais elevada em locais que apresentavam sinais de gengivite e periodontite, em comparação com locais saudáveis".

- **Fibronectina**. A fibronectina é uma glicoproteína que medeia a adesão entre as células. A fibronectina salivar está reduzida na periodontite, uma vez que as fímbrias de *P. gingivalis* se ligam à fibronectina[63] .

- **Os compostos voláteis** são o sulfureto de hidrogénio, o metilmercaptano, as picolinas e as piridinas. Segundo Rosenberg e McCulloch em 1992[64] , os compostos voláteis de enxofre, principalmente o sulfureto de hidrogénio e o metilmercaptano, estão associados ao mau odor oral. Os voláteis salivares podem ser utilizados como possíveis marcadores de diagnóstico em indivíduos com periodontite moderada a grave, embora não tenha sido registada qualquer associação específica entre os níveis de voláteis e o estado periodontal.

6. Hormonas

- **Cortisol**. Em indivíduos com periodontite severa, um elevado nível de stress com coping focado nas emoções, foram observados níveis mais elevados de cortisol salivar, exercendo um forte efeito inibidor no processo inflamatório e na resposta imunitária.

7. Iões

- **Cálcio**. O cálcio (Ca) é o ião que tem sido mais intensamente estudado como um potencial marcador de doença periodontal na saliva. Sevón et al.[65] demonstraram nos seus estudos que a concentração mais elevada de Ca salivar e o rácio Ca/fosfato da saliva eram mais elevados em indivíduos afectados por doença periodontal e, assim, concluíram que uma concentração elevada de Ca na saliva era caraterística de pacientes com periodontite.

8. Lactoferrina: Groenink et al.[66] demonstram que é fortemente regulada nas secreções da mucosa durante a inflamação gengival e é detectada numa concentração elevada na saliva de pacientes com doença periodontal em comparação com pacientes saudáveis.

9. Factores de ativação das plaquetas. O fator de ativação plaquetária [PAF] é um potente mediador inflamatório fosfolipídico. Rasch et al.[67] demonstraram "uma correlação significativa entre os níveis salivares do fator de ativação plaquetária (PAF) e a extensão da doença periodontal".

BIOMARCADORES PROTEÓMICOS EM PERIODONTIA

BIOMARCADORES PROTEÓMICOS EM PERIODONTIA

BIOMARCADORES PROTEÓMICOS	BIOMARCADORES GENÉTICOS	BIOMARCADORES MICROBIANOS	OUTROS BIOMARCADORES
Cistatinas, αglucosidase, Fosfatase ácida, Alcalinofosfatase, Aminopeptidase, Lactoferrina, Translactoferina, IgM, MMP- 8, 9,13, Catepsina B, Osteonectina, Osteocalcina, Osteopontina, Elastase Fator de ativação das plaquetas, fator de crescimento epidérmico, Fator de crescimento derivado das plaquetas, Esterase, Telopeptídeo terminal de carboxi reticulado com piridinolina, Fibronectina,	**Mutação do gene da catepsina C, Mutação do gene do colagénio, Polimorfismos da IL-1, Polimorfismos da IL-10, Fator de necrose tumoral, Polimorfismos.**	***Aggregatibacter actinomycetemcomitans, Campylobacter rectus, Mycoplasmas, Porphyromonas gingivalis, Prevotella intermedia, Peptostreptococcus Micros, Prevotella nigrescens, Treponema denticola, Tannerella forsythia, Treponema socransky.***	**Cálcio, Cortisol, hidrogenossulfureto, metilmercaptano, piridina**

BIOMARCADORES PROTEÓMICOS	BIOMARCADORES GENÉTICOS	BIOMARCADORES MICROBIANOS	OUTROS BIOMARCADORES
sIgA (IgA secretora) Gelatinase, IgA, Tripsina, Fator de crescimento endotelial vascular, IgG			

Tabela.1. Classificação dos biomarcadores [68]

SALIVA	LÍQUIDO CREVICULAR	SORO

MMP-8, 9 e 13, Interleucina-1β, Fosfatase alcalina, Telopeptídeo, IgA Prostaglandina E2 ß-glucuronidase Fator de necrose tumoral-α Osteoprotegerina Aspartato aminotransferase Alanina aminotransferase Osteocalcina Osteonectina Lisozima Lactoferrina	**MMP-7,8 & 9, Interleucina-1β, Interleucina-6, Interleucina-2 Interleucina- 4 Fator de necrose tumoral-α, Fosfatase alcalina, Calprotectina Lactato desidrogenase Aspartato aminotransferase, Prostaglandina E2, catepsina-B, Osteocalcina, Osteopontina Factores de crescimento**	**Proteína C reactiva Interleucina MMP Osteocalcina Lipoproteína de baixa densidade oxidada (oxLDL) Fator de necrose tumoral-α**

Tabela 2: Biomarcadores presentes na saliva, no gcf e no soro

METALOPROTEINASES DE MATRIZ

As metaloproteinases da matriz são uma família de enzimas capazes de modular os componentes do tecido conjuntivo. O primeiro membro da família das metaloproteinases, a colagenase, foi descoberto por Gross e Lapiere em 1962 na cauda de um girino metamorfoseado (Woesnner, 1991). São enzimas multidomínios que contêm um ião zinco, coordenado por três resíduos de histidina no seu sítio ativo. A maioria das MMP possui estruturas primárias diferentes, mas partilha módulos comuns designados por domínios proteicos (Honibald et al, 2012)[69] . As MMP contêm vários domínios funcionais diferentes, nomeadamente o péptido sinal N-terminal ou prodomínio que dirige a síntese das MMP no interior da célula e é removido antes de serem segregadas; o prodomínio que mantém a enzima num estado inativo; um domínio catalítico que contém uma região conservada de ligação ao zinco e uma metionina conservada, que determina a especificidade da MMP em relação ao substrato; um domínio de charneira ou de ligação que liga o domínio catalítico ao domínio da hemopexina; e o domínio da hemopexina que liga os TIMP e certos substratos e participa na ativação da membrana e em algumas actividades proteolíticas (Thomas et al, 1999)[70] .

As metaloproteinases da matriz são, na sua maioria, produzidas em formas latentes e não activas, sendo necessária a ativação através da troca de cisteína para a função da enzima (Sorsa et al, 2004)[71] . A ativação pode ocorrer tanto no espaço extracelular como no intracelular, dependendo da estrutura da MMP. A forma proenzimática da MMP contém grupos sulfidrilo de cisteína não emparelhados, que precisam de ser clivados proteoliticamente ou não proteoliticamente para a sua ativação. A ativação proteolítica é efectuada por várias enzimas proteolíticas, como a serino-protease plasmina, proteases bacterianas, juntamente com o stress oxidativo e outras MMPs (Nagase, 1997)[72] . Outros mecanismos de ativação envolvem a proteinase da família da furina e outras MT-MMP de superfície celular (Thomas et al, 1999)[70] . A ativação não proteolítica pode ser realizada in vitro por agentes reactivos de SH, tais como compostos mercuriais, detergentes, compostos de ouro ou por oxidação (Sorsa et al, 2004)[71] .

As metaloproteinases da matriz são classificadas em seis grupos, com base na especificidade do substrato, na semelhança das sequências e na organização dos domínios, sendo designadas por colagenases, estromelisinas, matrilisinas, MMP de tipo membranar e outros tipos de MMP (Verma e Hansch, 2007)[73] . Cada classe de MMPs contém um grupo de enzimas designadas por um número e um nome descritivo. Estes tipos individuais de MMP têm uma função fisiológica específica e também variam no seu envolvimento patológico.

Classificação das MMP

Com base na especificidade do substrato, as MMPs são classificadas nos seguintes tipos[74] .

- Colagenases -MMP-1, MMP-8, MMP-13
- Gelatinases - MMP-2, MMP-9
- Estromelisinas - MMP-3, MMP-10, MMP-11, MMP-12
- Matrilysins- MMP-7, MMP-26
- MT-MMPs (tipo membrana) -MMP-14, MMP-15, MMP-16,
- MMP-17, MMP-24
- Outras MMPs- MMP-18,MMP-19,MMP-20, MMP-21,MMP-23,MMP-27,MMP-28

PAPEL DAS MMP NO DIAGNÓSTICO PERIODONTAL

As metaloproteinases da matriz são sintetizadas como pró-enzimas, formas inactivas resultantes da interação entre o resíduo de cisteína do prodomínio e o ião zinco do local catalítico. A interrupção desta interação por modificação química ou remoção proteolítica do prodomínio da enzima resulta na ativação da enzima, um mecanismo conhecido como "cysteine switch"[75] . Foram detectadas várias MMPs nas suas diferentes formas enzimáticas no tecido gengival, no fluido crevicular gengival (FGC), na saliva e no enxaguamento bucal, sendo as MMP-8, MMP-13 e MMP-9 as principais proteases envolvidas na destruição da doença periodontal[76] .

A MMP-8 e a MMP-9 são as MMPs mais abundantes nos tecidos periodontais, reflectindo a gravidade da doença periodontal, a progressão e a resposta ao tratamento. São segregadas por leucócitos polimorfonucleares infiltrantes, mas também por macrófagos, células plasmáticas e células residentes, como fibroblastos, células endoteliais, queratinócitos e células ósseas[77] . A MMP-13 é uma colagenase que foi detectada em fibroblastos, macrófagos, osteoblastos, células plasmáticas e células epiteliais gengivais. Embora menos abundante, a MMP-13 tem sido implicada na destruição dos tecidos moles periodontais e, juntamente com a MMP-9, tem estado envolvida na reabsorção do osso alveolar e na degradação dos tecidos periodontais[78] . Os mecanismos que regulam a ativação das MMP podem variar dependendo do tecido específico e do microambiente da doença. Durante a progressão da periodontite, estas MMPs podem ser activadas por cascatas independentes ou cooperativas que envolvem proteases do agente patogénico e do hospedeiro.

As cascatas proteolíticas das MMP podem levar à destruição generalizada dos tecidos periodontais devido à ativação cooperativa das MMP e podem representar um alvo interessante para o diagnóstico e a terapia[79] (Figura.13)[76] . A MMP-13 é capaz de induzir a ativação da proMMP-9 e a auto-ativação da MMP-13 por auto-proteólise in vitro. Um estudo anterior do nosso grupo referiu que a MMP-13 induz a ativação da proMMP-9 em tecidos gengivais de doentes com periodontite[79] . A MMP-9, por sua vez, pode ativar a proMMP-2 e a proMMP-13 in vitro[80] . Os níveis de colagenase das MMP-14, MMP-8 e MMP-13 têm sido correlacionados em doentes com periodontite crónica, o que sugere um papel cooperativo e/ou a potencial resolução de cascatas de ativação de colagenase[81] . A MMP-14 pode ativar as MMP-8 e -13 in vitro, bem como a MMP-2, e tem sido correlacionada in vivo com a MMP-13 ativa em locais de periodontite. No seu conjunto, estes mecanismos podem aumentar a degradação dos tecidos periodontais e a consequente progressão da periodontite crónica[79] .

Além disso, a ativação oxidativa não-proteolítica das MMP parece ser fundamental na inflamação periodontal. As espécies reactivas de oxigénio (ROS) são capazes de induzir a ativação das principais MMPs nos tecidos periodontais, através da oxidação enzimática direta[82] , embora não se possam excluir mecanismos indirectos. A degranulação dos neutrófilos é estimulada por bactérias periodontais patogénicas, pelos seus factores de virulência, citocinas e prostaglandinas e resulta na libertação de mieloperoxidase (MPO) dos seus grânulos primários[83,84,85] . A MPO catalisa a conversão do potente oxidante ácido hipocloroso (HOCl) e, para além da sua atividade antimicrobiana, desempenha um papel importante na regulação do catabolismo e da degradação do tecido conjuntivo, através da modificação do equilíbrio proteases/anti-proteases[85] . De facto, o HOCl pode ativar rapidamente a proMMP-8 e a proMMP-9, dependendo do rácio molar oxidante/enzima[82] . Evidências ex vivo de periodontite crónica progressiva em humanos apoiam um papel da MPO na ativação direta de MMP-8 e MMP-9 latentes e na inativação de TIMP-1. Os níveis de MPO estão repetidamente correlacionados não só com os níveis totais de MMP-8, mas também com as suas formas isoenzimáticas activas[86] ; e tanto a MPO como a MMP-8 demonstram uma elevada precisão no diagnóstico específico da periodontite crónica em relação à gengivite e a locais saudáveis[81] . Estas descobertas sugerem que a MPO pode desempenhar um papel crítico no aumento da ativação da MMP-8 durante a progressão da doença periodontal.

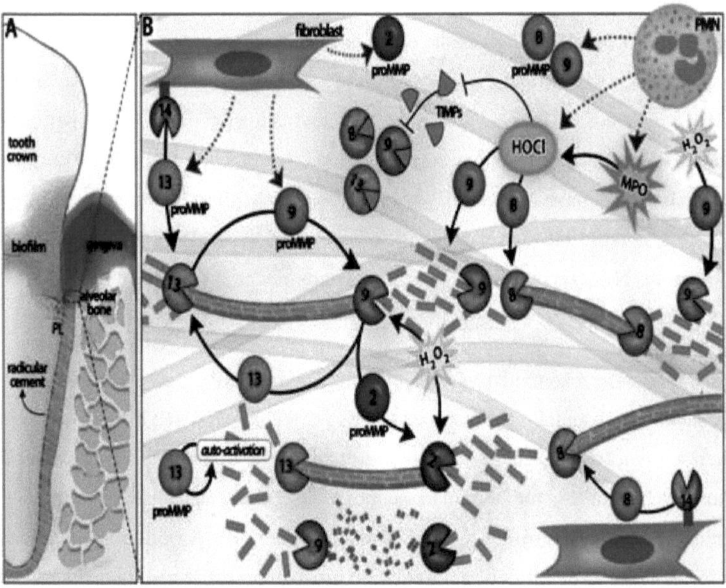

Figura: 13. Cascatas de ativação das metaloproteinases da matriz (MMP) no catabolismo do tecido conjuntivo durante a periodontite. Os círculos cheios e parciais com o respetivo número representam a periodontite latente e activada. Os círculos completos e parciais, com o respetivo número, representam MMPs específicas latentes e activadas. As barras T castanhas representam as fibras de colagénio. (A) Dente e suas estruturas de suporte: MMPs. As barras T castanhas representam fibras de colagénio. (A) Dente e suas estruturas de suporte: cimento radicular, ligamento periodontal (LP) e osso alveolar; (B) MMP-14 ligada à membrana ativa a proMMP-13 para degradar o colagénio de tipo I, que constitui o componente principal do cimento radicular, cimento, ligamento

periodontal (LP) e osso alveolar; (B) MMP-14 ligada à membrana ativa a proMMP-13 para degradar o colagénio de tipo I, que constitui o componente principal da matriz extracelular do cimento radicular, cimento, ligamento periodontal (LP) e osso alveolar; A MMP-13 ativa o ligamento periodontal (PL) e a matriz extracelular do osso alveolar; a MMP-13 ativa a proMMP-9, que por sua vez pode ativar a proMMP-2 e a proMMP-13. A MMP-2 e a MMP-9, por sua vez, podem ativar a proMMP-2 e a proMMP-13. A MMP-2 e a MMP-9 processam ainda mais a gelatina resultante da atividade da colagenase. A MMP-13 pode ser auto-activada pela própria atividade da colagenase. A MMP-13 pode sofrer auto-ativação por auto-proteólise. Proteólise por oxigénio reativo. As espécies reactivas de oxigénio, como o HOCl e o H2O2, provenientes dos fagócitos, também podem modificar o equilíbrio proteases/anti-proteases, o equilíbrio proteases/anti-proteases, activando MMPs latentes e inactivando o inibidor tecidular de activando MMPs latentes e inactivando o inibidor tecidular de MMPs (TIMP)-1. MPO, mieloperoxidase.

PAPEL DAS MMP NAS DOENÇAS PERIODONTAIS

A destruição inflamatória do aparelho de fixação periodontal é a caraterística principal da doença periodontal, e a degradação do colagénio tipo I presente nos tecidos periodontais é um passo fundamental na perda de fixação periodontal. A ação de degradação das fibras de colagénio é realizada por MMPs libertadas pelas células residentes da PDL que respondem aos estímulos inflamatórios. O tipo mais comum de MMPs relacionadas com a destruição dos tecidos pertence à família das colagenases e inclui principalmente a MMP-8 e a MMP-13, com uma contribuição significativa da MMP-9 e da MMP-14. Verifica-se que outras MMPs desempenham um papel menor na destruição dos tecidos periodontais[87] .

Colagenases

As metaloproteinases da matriz-1, 8, 13 e 18 pertencem a este grupo. A maioria dos estudos efectuados sobre o papel deste grupo de MMPs estudou os efeitos do subtipo 8 e 13 na periodontite. A MMP-8 tem a capacidade única de quebrar o colagénio tipo I e III, que é fundamental para a destruição periodontal (Rai et al, 2008)[88] . Os neutrófilos são as principais fontes celulares de MMP-8, e um grande influxo persistente de neutrófilos é observado nas doenças periodontais (Ozcaka et al, 2011)[89] . Foram encontrados níveis salivares aumentados de MMP-8 em doentes com periodontite e gengivite, com uma correlação significativa com os parâmetros clínicos, o que pode ser atribuído à capacidade da MMP-8 para degradar o colagénio de tipo I e III necessário para a destruição periodontal (Rai et al, 2008)[88] . Romanelli et al

(1999)[90] determinaram a atividade da colagenase neutrofílica no FGC de pacientes com periodontite e concluíram que a atividade da colagenase estava positivamente associada à gravidade da doença periodontal e que a MMP-8 era responsável pela maior parte da atividade. A predominância da MMP-8 no FGC correlacionou-se com o aumento do número de neutrófilos polimorfonucleares (PMNs) recrutados como parte da resposta inflamatória, o que sugere que a hiper-reatividade dos neutrófilos pode contribuir para a destruição dos tecidos nas doenças periodontais. Em comparação, a MMP-1 e a MMP-13 podem estar associadas à remodelação dos tecidos em feridas crónicas e, por conseguinte, podem ser utilizadas como potenciais marcadores de reparação em tecidos periodontais doentes (Romanelli et al, 1999)[90]. Outro estudo de Marcaccini et al (2010)[91] demonstrou níveis aumentados de MMP-8 em pacientes com periodontite crónica do que em controlos, com níveis diminuídos 3 meses após a terapia e correlação moderada com parâmetros clínicos. Kinane et al (2003)[92] encontraram níveis significativamente mais elevados de MMP-8 na periodontite crónica, e a destartarização e o alisamento radicular reduziram significativamente os seus níveis 4 semanas após a terapia, embora os níveis não tenham diminuído para valores normais. Além disso, não houve correlação entre os níveis de MMP-8 e os parâmetros clínicos. Os resultados do estudo sugerem que a terapia não cirúrgica a curto prazo resultou numa melhoria dos sinais clínicos de inflamação, mas que o processo inflamatório e de destruição dos tecidos periodontais não foi totalmente eliminado. Ozcaka et al (2011)[89] demonstraram uma concentração sérica significativamente mais elevada de MMP-8 em controlos saudáveis fumadores do que em não fumadores. Não existia diferença significativa entre o grupo com periodontite crónica e os controlos saudáveis e também entre os fumadores e os não fumadores do grupo doente. O aumento da expressão de MMP-8 está associado à remodelação da MEC e dos componentes da membrana basal, incluindo a destruição do colagénio nos tecidos periodontais. Marcaccini et al (2009)[91] relataram níveis plasmáticos aumentados de MMP-8 e MMP-9 em pacientes com periodontite crónica e enfatizaram a importância da terapia periodontal para evitar níveis elevados, que estão associados a muitos distúrbios sistémicos. O aumento da concentração salivar de MMP-8 em indivíduos com periodontite do que em controlos pode ser utilizado como um marcador valioso para a deteção de periodontite (Gursoy et al, 2010)[93]. Hernandez et al (2010)[86] compararam os níveis de MMP-8 em GCF de locais activos e inactivos não tratados de pacientes com periodontite progressiva e encontraram níveis elevados de MMP-8 e uma forte correlação MPO-/MMP-8-positiva em locais activos e inactivos na linha de base.

Após o tratamento, observou-se uma diminuição dos níveis, exceto nos locais activos, onde as diferenças de MMP-8 não foram significativas. Os dados apoiam o papel da interação MPO/MMP-8 nos episódios de progressão da destruição dos tecidos de suporte periodontal e o potencial da MPO e da MMP-8 como biomarcadores do resultado do tratamento. A ausência de diferenças nos níveis de MMP-8 após o tratamento de locais activos pode ser interpretada como uma fraca resposta do hospedeiro, representando locais em risco de maior perda de suporte periodontal. Além disso, a associação MPO/MMP-8 poderia refletir a persistência da ativação da MMP-8 e, consequentemente, a necessidade de tratamento e acompanhamento adicionais. Costa et al (2010)[94] mediram os níveis salivares de MMP-8 em pacientes com PC e diabetes tipo II e encontraram níveis significativamente mais elevados nos grupos doentes do que nos controlos, o que pode estar relacionado com a degradação do colagénio observada durante a destruição periodontal. Gursoy et al (2013)[95] no seu estudo demonstraram níveis aumentados de MMP-8 salivar em indivíduos com periodontite generalizada do que em controlos normais e sugeriram que a MMP-8 era o único marcador capaz de diferenciar indivíduos com perda óssea alveolar grave daqueles com perda óssea ligeira. Foi observado um aumento estatisticamente significativo na expressão de MMP-8 em amostras de tecido periodontal obtidas de pacientes com doença periodontal e diabetes, doença periodontal isolada e em controlos saudáveis, e o aumento da expressão no grupo de periodontite com diabetes pode dever-se à hipercolesterolemia, que liberta citocinas pró-inflamatórias que causam a sobreexpressão de MMP-8 (Hardy et al, 2012)[96] . Yakob et al (2012)[97] investigaram os níveis de MMP-8 no FGC em relação à presença de agentes patogénicos periodontais específicos e encontraram níveis significativamente aumentados em pacientes com *Treponemadenticola* ou *Treponemaforsythia* e concluíram que estes organismos induzem uma cascata de resposta do hospedeiro com níveis aumentados de MMP-8 no FGC.

Para além do seu papel patológico na destruição dos tecidos periodontais, os níveis fisiológicos de MMP-8 também podem exercer efeitos anti-inflamatórios através do processamento de algumas citocinas e quimiocinas anti-inflamatórias. As descobertas de níveis elevados de MMP-8 no FGC, na saliva e nos tecidos afectados em pacientes com periodontite crónica indicaram o seu potencial papel como biomarcador. Isto levou ao desenvolvimento de diagnósticos no local de atendimento para a deteção da periodontite crónica. Foram desenvolvidos anticorpos monoclonais sob a forma de teste dip stick, que permitem a deteção rápida de MMP-8, ajudando assim a diferenciar locais saudáveis e gengivite de locais com periodontite, e pode ser observada uma redução dos níveis de MMP-8 no FGC após uma terapia periodontal bem sucedida. (Mantyla et al 2003)[98] . Lepilahti et al (2011)[99] descobriram que os níveis de MMP-8 em amostras de enxaguamento oral eram mais elevados em indivíduos com uma carga inflamatória periodontal mais forte do que em indivíduos com menos alterações inflamatórias. Os autores concluíram que a análise da MMP-8 em amostras de enxaguamento oral pode ser clinicamente útil no rastreio grosseiro para identificar indivíduos em risco de desenvolver periodontite ou para analisar o nível individual da resposta do hospedeiro. A análise simultânea de MMP-8 e TIMP-1 poderia ser benéfica. A análise de amostras de enxaguamento oral pode ser útil para definir o período ideal entre as visitas de manutenção periodontal após a terapia ativa. Além disso, durante a fase ativa, seria possível monitorizar a redução dos níveis de MMP, o que indicaria o nível dos indivíduos para manter a resposta do hospedeiro sob controlo.

A metaloproteinase-13 da matriz é outro membro da família das colagenases, que tem um papel potencial nas doenças periodontais. Podem iniciar a reabsorção óssea e ativar a pró-MMP-9 in vitro, tendo sido implicadas na destruição dos tecidos associada à periodontite crónica (Hernandez et al, 2009)[100] . O estudo de Hernandez et al (2009)[100] mostrou um aumento da atividade da MMP-13 nos locais activos da periodontite crónica, o que pode ter implicações na degradação dos tecidos moles e duros de suporte e na ativação da pró-MMP-9 durante a progressão da periodontite crónica. A MMP-13 e a MMP-9 podem potencialmente formar uma cascata de ativação que ultrapassa o escudo protetor TIMP-1, que poderia ser utilizada como auxiliar de diagnóstico e alvo para o desenvolvimento de medicamentos. Vários outros estudos também mostraram níveis elevados de MMP-13 salivar em indivíduos com periodontite generalizada do que em controlos (Gursoy et al, 2013)[95] .

Gelatinases

A metaloproteinase de matriz-2 e a MMP-9 pertencem a esta família de metaloproteinases. A MMP-2 é segregada pelos fibroblastos gengivais e a MMP-9 é principalmente segregada pelos PMLs e degrada o colagénio tipo IV presente nos tecidos gengivais (Ingman et al, 1994)[101] . Rai et al (2008)[88] demonstraram que os níveis de MMP-9 crevicular eram mais elevados na periodontite do que em controlos saudáveis, enquanto o inverso era verdadeiro para a MMP-2 e os níveis estavam altamente correlacionados com a perda de inserção clínica e a hemorragia à sondagem. Também foram observados resultados semelhantes em vários outros estudos (Makela et al, 1994[102] ; Korostoff et al, 2000[103] ; Maeso et al, 2007[104]). Ozcaka et al (2011)[89] demonstraram que os fumadores com periodontite crónica e os controlos fumadores apresentavam uma concentração sérica de MMP-9 significativamente mais elevada do que os não fumadores. O aumento das concentrações salivares e séricas de MMP-2 e MMP-9 e a sua diminuição após a terapia periodontal foram demonstrados em vários outros estudos que implicam o seu papel nas doenças periodontais (Marcaccini et al, 2010[91] ; Gursoy et al, 2013[95]). Foi sugerido que as MMP-2 e MMP-9 participam na destruição dos tecidos e na periodontite (Makela et al, 1994)[102] .

MMPs de tipo membranar (MT)

Estudos realizados para avaliar os níveis de MT1-MMP no grupo com periodontite crónica não revelaram qualquer aumento estatisticamente significativo nos seus níveis quando comparados com controlos normais (Hernandez et al, 2010)[79] . Gursoy et al (2010)[93] também não encontraram quaisquer diferenças nos níveis salivares de MMP-14 entre o grupo doente e os controlos. Foi colocada a hipótese de que a sobreexpressão da MMP-14 nas fases iniciais da doença pode ser devida à sua função como ativador de várias outras MMPs e a sua fraca expressão na periodontite pode ser através de um mecanismo regulador para controlar a progressão da doença periodontal (Gursoy et al, 2010)[93] . No entanto, outro estudo de Oyarzun et al (2010)[105] encontrou níveis significativamente mais elevados de MT1-MMP nos tecidos gengivais afectados pela periodontite do que na gengiva saudável. Os resultados apoiaram a possibilidade de que a expressão da MT1-MMP é induzida no periodonto sob condições inflamatórias e provavelmente desempenha um papel na destruição do tecido periodontal. Propuseram que esta metaloproteinase poderia modificar a resposta inflamatória através da modulação do TNF-α nestes tecidos. Para além do seu papel na remodelação do colagénio, a MT1-MMP também ativa outras MMPs como a MMP-13 e a MMP-2, o que pode amplificar o potencial proteolítico para a renovação dos tecidos. A MMP-14 pode também desempenhar um papel na sinalização celular e na regulação da resposta inflamatória. Kim et al (2011)[106] também encontraram níveis significativamente mais elevados de MMP-14 no tecido doente de pacientes com periodontite crónica do que em controlos saudáveis.

PAPEL DAS MMP APÓS O TRATAMENTO PERIODONTAL

Novas provas experimentais in vivo demonstram também que, mesmo durante a resposta imunitária normal à infeção, as MMP podem exercer funções reguladoras, modulando os níveis e a biodisponibilidade das citocinas. Num modelo murino de artrite séptica *induzida por Staphylococcusaureus*, foi demonstrado que a inibição da atividade da MMP-2 resultou numa diminuição significativa dos níveis séricos das citocinas pró-inflamatórias TNFα, IL-1β, IL-6, IL-12, IFN-γ e no aumento dos níveis da citocina anti-inflamatória IL-10[107] . Esta evidência enfatiza que os papéis reguladores das MMPs podem levar a efeitos profundos que inclinam a balança para a resolução ou perpetuação da resposta inflamatória, e que estas alterações são suficientemente fortes para se reflectirem nos níveis séricos de biomarcadores inflamatórios.

As MMPs também estão envolvidas na cicatrização de feridas. Nilsson et al., em 2009, relataram um fecho mais rápido da ferida na mucosa lingual, juntamente com níveis mais elevados de TGF-β1 em ratinhos sem MMP-8, em comparação com os seus controlos de tipo selvagem. A MMP-8 demonstrou degradar o TGF-β1 e alterar a sua sinalização in vitro, o que explica os seus níveis mais baixos em animais de tipo selvagem[108] . Do mesmo modo, foi demonstrado que a atividade da MMP-9 regula negativamente os níveis da proteína TGF-β1 em células de cancro da mama expostas ao tamoxifeno[109] . Por outro lado, o encerramento da ferida dérmica foi mais lento no modelo de ratinho sem MMP-8 e a resposta inflamatória foi alterada com um atraso na infiltração de neutrófilos e inflamação persistente numa fase posterior. Os níveis reduzidos de TGF-β1 ativo e o aumento da sinalização Smad-2 e Smad-3 foram demonstrados em MMP-8-/- quando comparados com animais de tipo selvagem, ao passo que a expressão do ligando 1 da quimiocina com motivo CXC (CXCL1) e do ligando 2 da quimiocina com motivo CXC (CXCL2) foi retardada, o que poderá explicar a inflamação persistente observada no modelo[110] . Estes resultados realçam a complexidade dos papéis reguladores das MMPs, que podem também depender do microambiente específico do tecido.

FOSFATASE ALCALINA

A fosfatase alcalina (AP, EC3.1.3.1 ortofosfórico-monoesterase, alcalina óptima) é uma enzima ligada à membrana que ocorre em quase todos os organismos vivos. A enzima fosfatase alcalina (AP) ocorre em muitos organismos, desde as bactérias até ao homem. A sua função básica é catalisar a hidrólise de monoésteres de ácido fosfórico e também catalisa a reação de transfosforilação na presença de grandes concentrações de aceptores de fosfato. Estas enzimas intracelulares são cada vez mais libertadas das células danificadas para o fluido crevicular gengival (GCF), soro e saliva. O aumento dos níveis de ALP salivar reflecte a inflamação e a destruição de tecidos saudáveis, sugerindo-o como um biomarcador. Espécimes como a saliva total, o fluido crevicular gengival, a placa bacteriana e o soro podem ser utilizados como fonte de amostra para estes marcadores. O nível normal de fosfatase alcalina é de 20-140 UI/L (unidade internacional por litro) em adultos. Os níveis de ALP são significativamente mais elevados em crianças e mulheres grávidas.

A saliva é um fluido oral e tem sido utilizada como fluido de diagnóstico em medicina e medicina dentária. Os componentes salivares para diagnóstico incluem enzimas e imunoglobulinas, hormonas de origem do hospedeiro, bactérias e produtos bacterianos, iões e compostos voláteis. Uma amostra como a saliva inteira pode ser recolhida com facilidade em comparação com o FGC em grandes quantidades e com menos desconforto. A fosfatase alcalina tem um interesse primordial entre os biomarcadores salivares. Como indicador preditivo da futura degradação periodontal, a ALP pode servir como marcador no planeamento e monitorização do tratamento periodontal[110] .

PAPEL DA FOSFATASE ALCALINA NO DIAGNÓSTICO

A fosfatase alcalina (ALP) é uma enzima intracelular, a identificação de marcadores inflamatórios e destrutivos do fluido crevicular gengival e da saliva tem sido considerada nos últimos anos e vários estudos têm utilizado estes biomarcadores para prever a progressão da periodontite crónica.

Vale a pena mencionar que outras enzimas representativas da degradação dos tecidos são a aspartato aminotransferase (AST), a alanina aminotransferase (ALT), a gama-glutamil transferase (GGT), a fosfatase alcalina (ALP) e a fosfatase ácida (ACP) [110].

O estudo de Rasaei et al[111] mostrou que a média (desvio padrão) da enzima ALP era de 19,43 (12,5) unidades por litro no FGC de doentes com periodontite crónica e de 12 (1,48) unidades por litro em indivíduos saudáveis. Estes resultados mostram que a quantidade média de enzima ALP é significativamente mais elevada no FGC de pessoas com periodontite crónica do que em pessoas saudáveis ($P < 0,001$). A medição e comparação da enzima ALP na saliva de pacientes com periodontite crónica e indivíduos saudáveis neste estudo mostrou que a média (desvio padrão) da ALP foi de 80,17 (23,9) unidades por litro na saliva de pacientes com periodontite crónica e 24,78 (4,37) unidades por litro em indivíduos saudáveis e a quantidade média da enzima ALP foi significativamente mais elevada na saliva de pacientes com periodontite crónica do que em indivíduos saudáveis ($P < 0,001$). Globalmente, estes resultados indicam um nível mais elevado de ALP na saliva e no FGC de pessoas com periodontite crónica, o que pode ser uma evidência de que a atividade desta enzima pode ser utilizada como um indicador no diagnóstico precoce da periodontite.

A fosfatase alcalina foi avaliada na saliva como um possível biomarcador para a deteção de periodontite. O estudo[112] de Dabra e Singh incluiu 20 indivíduos saudáveis com gengivite e 20 com periodontite crónica. Esta investigação mostrou um aumento estatisticamente significativo das actividades da fosfatase alcalina na saliva de pacientes com doença periodontal em comparação com o grupo de controlo. Um estudo recente de Patel et al[113] incluiu 150 indivíduos saudáveis, 50 pacientes com gengivite crónica generalizada e 50 com periodontite. Neste estudo, foi demonstrado que a fosfatase alcalina pode ser considerada para o diagnóstico de tecidos periodontais doentes e saudáveis; à medida que a gravidade da doença periodontal aumenta, também aumentam os níveis de fosfatase alcalina.

PAPEL DA FOSFATASE ALCALINA NA DOENÇA

Sanikop et al (2012)[114] , num estudo para avaliar o nível de atividade da ALP no FGC de três grupos de amostras, incluindo indivíduos saudáveis, pacientes com gengivite e periodontite crónica, concluíram que existe uma relação significativa entre os níveis de ALP e a doença periodontal e que o nível de ALP no FGC pode ser utilizado como um marcador bioquímico para determinar a progressão das doenças periodontais. Mohammad e Aziz (2018)[115] , num estudo que investigou o efeito do tratamento de destartarização e alisamento radicular no nível de atividade da fosfatase alcalina e ácida em pacientes com periodontite crónica, relataram que as enzimas fosfatase alcalina e ácida podem ser utilizadas como um marcador na monitorização da doença periodontal, no seu estado de recuperação e no acompanhamento. Além disso, Dabra e Singh (2012)[112] examinaram os níveis de ALP e fosfatase ácida salivar em três grupos, nomeadamente, periodontite, gengivite e grupos saudáveis e os resultados mostraram um aumento significativo destas duas enzimas em pacientes com periodontite em comparação com o grupo de controlo. Também se registou uma diminuição significativa dos níveis salivares destas duas enzimas após tratamentos periodontais de rotina. Os investigadores concluíram que os níveis salivares de ALP e ACP poderiam ser utilizados para avaliar os danos nos tecidos periodontais. Nomura et al.(2012)[116] utilizaram biomarcadores para prever a progressão da periodontite; os resultados mostraram que o nível salivar de ALP e P. gingivalis poderia ser utilizado para aumentar a precisão da previsão da periodontite juntamente com outros marcadores bioquímicos. Azizi et al.(2011)[116] mediram e compararam o nível de ALP salivar não estimulatória no grupo com periodontite e no grupo saudável; concluíram que o nível de ALP salivar era significativamente mais elevado em pessoas com periodontite em comparação com pessoas saudáveis e que esta enzima poderia ser um bom marcador para determinar a extensão dos danos nos tecidos periodontais. Ranjan et al.(2010)[118] também concluíram no seu estudo que os níveis de ALP aumentam na periodontite. Jaiswal et al.(2011)[119] também relataram que a ALP é um indicador importante para avaliar o estado da periodontite em pacientes com cirrose hepática.

Em geral, os resultados de vários estudos indicam um aumento da ALP na doença periodontal. Apoiando estes resultados, Sohani et al. demonstraram que a taxa de libertação de enzimas das células dos tecidos e a sua entrada na saliva aumenta na doença periodontal com a propagação da destruição dos tecidos e o aumento do processo inflamatório[120] .

A cirurgia de implantes dentários depende da papila interdentária dos dentes adjacentes à zona edêntula e do osso da crista. Dois métodos podem prever a perda óssea da crista. Um deles foi o exame radiográfico, utilizando a técnica radiográfica padronizada de paralelismo, e o segundo foi o teste bioquímico, utilizando a fosfatase alcalina (ALP) na saliva como marcador, que pode ser útil como possível marcador de renovação óssea para estabelecer o diagnóstico e o prognóstico da doença periodontal. Assim, a ALP pode ser considerada um biomarcador válido para o processo de remodelação óssea em torno de implantes dentários[120] .

PAPEL DA FOSFATASE ALCALINA APÓS O TRATAMENTO

Um estudo com um desenho longitudinal demonstrou um aumento de 20 vezes da atividade da ALP em locais com 2 mm ou mais de perda de inserção. De acordo com os resultados relatados neste estudo, embora os níveis de ALP salivar fossem mais elevados nos doentes com periodontite em comparação com os doentes com gengivite, a diferença não foi estatisticamente significativa (P=1,000)[121] . A diferença entre os valores de ALP salivar pós-tratamento e pré-tratamento foi estatisticamente significativa (P=0,001), o que é consistente com os resultados relatados por Numabe et al.,[122] em que foi observada uma diminuição da atividade da ALP na saliva após a destartarização e o alisamento radicular. De acordo com Zambon et al.,[123] a atividade da ALP, que era de 30,0±8,9, diminuiu para um nível de 24,0±8,0, 2 semanas após o tratamento.

FOSFATASE ÁCIDA

As fosfatases ácidas (ACPs) (EC 3.1.3.2, fosfohidrolases de monoésteres ortofosfóricos) podem catalisar uma variedade notável de enzimas hidrolíticas difíceis que ocorrem em múltiplas formas moleculares com lisossomas de células de uma variedade de tecidos[124] . O ACP pertence a um grupo de enzimas que hidrolisam os fosfomonoésteres a um pH ácido. É um alergénio produzido a partir de um componente do veneno de abelha que pode libertar histamina e induzir reacções de pápulas e erupções cutâneas em humanos sensibilizados. O mecanismo geral de reação catalisado pela ACP foi a hidrólise de ligações éster-fosfato de compostos organofosforados, resultando na libertação de fosfato inorgânico.

PAPEL DA FOSFATASE ÁCIDA NO DIAGNÓSTICO

A fosfatase ácida é uma enzima intracelular presente na maioria dos tecidos e é um indicador do aumento dos danos celulares nos tecidos moles do periodonto e nos tecidos gengivais inflamados. Estudos clínicos e microbiológicos identificaram que o aumento da atividade da ACP pode ser uma consequência de processos destrutivos no osso alveolar e está associado aos estádios avançados de desenvolvimento da doença periodontal. Neste estudo, os níveis da enzima ACP no tecido gengival estão correlacionados com a gravidade da periodontite. Quando um tecido periodontal fica doente, estas enzimas intracelulares são cada vez mais libertadas no fluido crevicular gengival (GCF), na saliva e no soro, onde a sua atividade pode ser medida.

Vários estudos demonstraram que o ACP, que é um marcador importante da atividade fagocítica em fagócitos profissionais e está presente nos neutrófilos. A presença de células epiteliais descamadas, macrófagos e várias bactérias, incluindo *Actinobacillus, Capnocytophaga, Tannerella forsythia, Prevotella intermedia, Porphyromonas gingivalis* e *Veillonella*, também produzem esta enzima e tem demonstrado ser um indicador útil de locais activos da doença periodontal e da perda clínica de aderência[125] . Muitas das bactérias microbianas expressam vários factores de virulência putativos, incluindo uma leucotoxina que se acredita ser um mecanismo utilizado pela bactéria para escapar às respostas imunitárias do hospedeiro[126] . O hospedeiro e as bactérias da microflora periodontal libertam enzimas proteolíticas como o ACP.

PAPEL DA FOSFATASE ÁCIDA NA DOENÇA

Os níveis aumentados de ACP na periodontite eram mais susceptíveis de estar associados ao distúrbio metabólico. A fagocitose de partículas por neutrófilos humanos resulta na libertação de enzimas lisossomais, na geração de espécies activas de oxigénio e no aumento da oxidação da glicose e da produção de lactato. Os leucócitos polimorfonucleares libertam citoquinas nos tecidos; se continuarem, estas células libertam várias enzimas que decompõem os tecidos. A inflamação periodontal é um fenómeno que pode ser considerado como um problema de saúde pública, uma vez que proporciona uma oportunidade para explorar os mecanismos subjacentes ao desenvolvimento da periodontite, quando a bolsa periodontal se forma e fica cheia de bactérias. No entanto, a inflamação periodontal influencia de facto a saúde periodontal.

À medida que a inflamação se desenvolve, as alterações no potencial redox do ambiente local e o aumento do fluxo do FGC favorecem o crescimento de espécies patogénicas predominantemente anaeróbias que estão associadas à periodontite avançada[127] . Como resultado do aumento da inflamação periodontal, foi observado um nível elevado de ACP nos tecidos gengivais de indivíduos com periodontite. Trabalhos estruturais e imunológicos sobre os ACPs demonstraram que muitas destas enzimas são semelhantes em termos de estrutura física, níveis de glicosilação e sequência de aminoácidos. Outra caraterística relatada dos ACPs é a sua capacidade não selectiva de hidrolisar uma variedade de compostos organofosforados. O aumento da atividade pode ser o resultado de processos destrutivos no osso alveolar em fases avançadas da doença periodontal.

O estudo sobre o trabalho estrutural e imunológico dos ACPs no tecido periodontal foi demonstrado por Takimoto et al.[128] A enzima ACP tem sido associada à reabsorção óssea e foi observada uma elevada atividade nos osteoclastos dos ossos. A ACP é uma enzima lisossomal, semelhante em estrutura física, níveis de glicosilação e sequência de aminoácidos, e tem uma elevada atividade em células de reabsorção óssea, como os osteoclastos e os macrófagos. Numerosos relatórios investigaram a função fisiológica e concluíram que a ACP tem uma distribuição menos alargada no plasmalema e na membrana intracelular, estando envolvida no transporte de fosfato inorgânico para dentro e para fora[129] .

Atualmente, a ACP dos tecidos gengivais é utilizada em estudos orientados para a compreensão das doenças periodontais.

PAPEL DA FOSFATASE ÁCIDA APÓS O TRATAMENTO

Todorovic et al.,[130] que, em 2006, relataram um aumento estatisticamente significativo na atividade do ACP em pacientes com periodontite crónica quando comparados com indivíduos saudáveis. Embora os níveis de ACP salivar neste estudo fossem mais elevados nos doentes com periodontite em comparação com os doentes com gengivite, a diferença não foi estatisticamente significativa. Verificou-se que a atividade do ACP salivar diminuiu significativamente após o tratamento. Resultados semelhantes foram relatados por Todorovic et al.,[130] , onde foi observada uma diminuição significativa na atividade do ACP após a terapia periodontal. Os resultados dos níveis salivares de ACP neste estudo não se correlacionam com os resultados de Zambon et al.,[123] , que não relataram qualquer alteração nos níveis de atividade de ACP quando os níveis pré-tratamento foram comparados com os níveis 2 semanas após o tratamento.

TELOPEPTÍDEO TERMINAL CARBOXI DO COLAGÉNIO DE TIPO I RETICULADO COM PIRIDINOLINA

O colagénio de tipo I compõe 90% da matriz orgânica do osso e é o colagénio mais abundante no tecido ósseo[131] . Os produtos de degradação do colagénio surgiram como marcadores valiosos da renovação óssea numa grande variedade de doenças metabólicas e de reabsorção óssea[132] . As ligações cruzadas de piridinolina representam uma classe de moléculas de degradação do colagénio que incluem piridinolina, desoxipiridinolina, N-telopeptídeos e C-telopeptídeos[133] . A piridinolina e a desoxipiridinolina são ligações cruzadas intermoleculares maduras do colagénio. Na sequência da reabsorção óssea osteoclástica e da degradação da matriz de colagénio, a piridinolina, a desoxipiridinolina e os telopeptídeos reticulados amino e carboxiterminal do colagénio de tipo I são libertados na circulação. Uma vez que os telopeptídeos reticulados resultam da modificação pós-tradução das moléculas de colagénio, não podem ser reutilizados durante a síntese de colagénio, pelo que são considerados biomarcadores específicos para a reabsorção óssea[134] . Além disso, o valor das ligações cruzadas de piridinolina como potenciais marcadores da renovação óssea está relacionado com a sua especificidade para o osso. Na pele e noutros tecidos moles, as ligações cruzadas de histidina são a forma predominante e não existem estruturas semelhantes às piridinolinas. Recentemente, identificou-se que um fragmento de degradação proveniente da parte helicoidal do colagénio de tipo I e constituído pela sequência 620-633 da cadeia $\alpha 1$ está altamente correlacionado com os telopeptídeos amino e carboxiterminal associados à reabsorção óssea[135] .

O telopeptídeo carboxiterminal reticulado de piridinolina do colagénio de tipo I (ICTP) é um fragmento de 12 a 20 kd do colagénio ósseo de tipo I libertado por digestão com tripsina ou colagenase bacteriana[136] . Foi demonstrado que o ICTP sérico elevado e outros componentes reticulados de piridinolina estão correlacionados com a taxa de reabsorção óssea em várias doenças metabólicas ósseas, incluindo a osteoporose[137] , a artrite reumatoide[138] e a doença de Paget[139] . Além disso, as ligações cruzadas de piridinolina demonstraram diminuições significativas em indivíduos osteoporóticos pós-menopáusicos após terapia com bifosfonatos[140] ou estrogénios[141] .

PAPEL DO TELOPEPTÍDEO TERMINAL CARBOXI DO COLAGÉNIO DE TIPO I RETICULADO COM PIRIDINOLINA NO DIAGNÓSTICO

Dada a sua especificidade para a reabsorção óssea, as ligações cruzadas de piridinolina representam um auxiliar de diagnóstico potencialmente valioso em periodontia, uma vez que os marcadores bioquímicos específicos para a degradação óssea podem ser úteis na diferenciação entre a presença de inflamação gengival e a destruição óssea periodontal ou peri-implantar ativa. Várias investigações exploraram a capacidade das ligações cruzadas de piridinolina para detetar a reabsorção óssea em lesões de periodontite, na peri-implantite e em resposta à terapia periodontal.

PAPEL DO TELOPEPTÍDEO TERMINAL CARBOXI DO COLAGÉNIO DE TIPO I RETICULADO COM PIRIDINOLINA NA DOENÇA

Palys et al[142] relacionaram os níveis de ICTP com a microflora subgengival de vários estados de doença no FGC. Os indivíduos foram divididos em grupos que representavam saúde, gengivite e periodontite crónica, e foram recolhidas amostras de FGC e placa bacteriana de cada indivíduo. As amostras foram analisadas quanto aos níveis de ICTP e à presença de 40 espécies subgengivais utilizando técnicas de hibridação DNA-DNA em tabuleiro de controlo. Os níveis de ICTP diferiram significativamente entre indivíduos saudáveis, com gengivite e periodontite, e relacionaram-se modestamente com vários parâmetros clínicos da doença. Os níveis de ICTP também estavam fortemente correlacionados com os níveis de vários agentes patogénicos periodontais em todos os indivíduos, incluindo *Tanerella forsythensis, Porphyromonas gingivalis, Prevotella intermedia* e *Treponema denticola.* Oringer et al[143] examinaram a relação entre os níveis de ICTP e as espécies subgengivais à volta de implantes e dentes em 20 pacientes parcialmente edêntulos e 2 totalmente edêntulos. Não foram encontradas diferenças significativas entre os níveis de ICTP e a composição da placa subgengival entre implantes e dentes. Foram encontradas fortes correlações entre os níveis elevados de ICTP nos locais dos implantes e a colonização com organismos associados a implantes falhados, tais como *Prevotella intermedia, Fusobacterim nucleatum* subsp *vincentii* e *Streptococcus gordonii*[143] .

Golub et al[144] descobriram que o tratamento de doentes com periodontite crónica com destartarização e alisamento radicular (SRP) e um inibidor de MMP (hiclato de doxiciclina subantimicrobiano) resultou numa redução de 70% nos níveis de ICTP do GCF após 1 mês, concomitantemente com uma redução de 30% nos níveis de colagenase. Uma investigação de doentes com periodontite tratados com SRP também demonstrou correlações significativas entre os níveis de ICTP do GCF e os parâmetros clínicos da doença periodontal, incluindo perda de inserção, profundidade da bolsa e hemorragia à sondagem[145] . Além disso, verificou-se que os níveis elevados de ICTP do GCF na linha de base, especialmente em locais pouco profundos, eram preditivos de uma futura perda de inserção logo no primeiro mês após a amostragem. Além disso, o tratamento de um grupo de indivíduos com periodontite com SRP e minociclina administrada localmente levou a reduções rápidas nos níveis de ICTP do GCF[144] .

Os estudos que avaliaram o papel dos níveis de ICTP do GCF como marcador de diagnóstico da atividade da doença periodontal produziram resultados promissores até à data. O ICTP demonstrou ser um bom preditor da futura perda de osso alveolar e de inserção, foi fortemente correlacionado com parâmetros clínicos e com os agentes patogénicos periodontais putativos, e demonstrou reduções significativas após a terapia periodontal[46] . São necessários ensaios longitudinais controlados em humanos para estabelecer completamente o papel do ICTP como um preditor da destruição do tecido periodontal, da atividade da doença e da resposta à terapia em pacientes periodontais.

Talonpoika JT, Hämäläinen MM[146] estudaram um total de 126 amostras de fluido gengival crevicular (GCF) de 20 adultos, utilizando tiras de papel, e concluíram que o ICTP do GCF reflecte a degradação local do colagénio de tipo I nos tecidos periodontais e também dá informações sobre o processo de destruição dos tecidos para além do alcance dos parâmetros clínicos. Estas investigações mostraram que o ICT se correlacionava fortemente com o nível ósseo radiográfico e a profundidade da bolsa e era significativamente mais elevado nos locais com periodontite em comparação com os locais sem periodontite. O início da destruição óssea osteoclástica e a correspondente elevação da desoxipiridinolina puderam ser detectados no prazo de 3 dias após a indução da doença através da coloração imunohistoquímica de células TRAP+ semelhantes a osteoclastos. Por conseguinte, as ligações cruzadas de piridinolina podem ser úteis para prever a futura perda óssea no periodonto.

PROTEÍNA C REACTIVA

A PROTEÍNA C-REACTIVA foi descrita pela primeira vez por Tillett e Francis em 1930 e recebeu este nome porque foi descoberta como uma substância no soro de doentes com inflamação aguda que reagia com o polissacárido C-(capsular) de Pnuemococcus[147] . Inicialmente, pensou-se que a PCR poderia ser uma secreção patogénica, uma vez que se encontrava elevada em pessoas com uma variedade de doenças, incluindo o cancro. No entanto, a descoberta da síntese hepática demonstrou que se trata de uma proteína nativa. Normalmente, está presente em quantidades de ng/ml, mas pode aumentar drasticamente para centenas de µg/ml no prazo de 72 horas após a lesão dos tecidos. A PCR é uma proteína vestigial em indivíduos manifestamente normais e saudáveis, sendo o valor mediano de 0,8 mg/l, com um intervalo interquartil de 0,3 a 1,7 mg/l. A PCR desempenha um papel fundamental na defesa do hospedeiro contra as infecções[148] . Na presença de cálcio, a PCR liga-se especificamente a polissacáridos, tais como as moléculas de fosfocolina presentes na superfície celular de muitos micróbios patogénicos. A sua ligação ativa a via clássica do complemento e opsoniza (prepara) os ligandos para a fagocitose. Neutraliza também o fator ativador de plaquetas pró-inflamatório e regula negativamente os polimorfos.

PAPEL DA PROTEÍNA C REACTIVA NO DIAGNÓSTICO

Os níveis de PCR estão associados ao tabagismo, obesidade, triglicéridos, diabetes e doença periodontal[149] . Propõe-se que podem ser encontradas alterações nos componentes celulares e moleculares do sangue periférico em indivíduos com periodontite devido a alterações inflamatórias dos tecidos periodontais[150] . De acordo com Panichi et al.[151] A PCR é atualmente considerada um biomarcador-chave da inflamação sistémica e, embora seja sintetizada principalmente pelos hepatócitos no fígado em resposta à inflamação e aos danos nos tecidos, também pode ser produzida localmente pelo tecido arterial (Fig. 14). A PCR e outras moléculas de fase aguda estão normalmente presentes em níveis relativamente baixos no plasma, mas podem aumentar drasticamente nas 72 horas seguintes à lesão dos tecidos ou em caso de infeção. A PCR opsoniza as bactérias para ligação ao complemento e ativa o complemento quando complexado[152] . Os níveis normais de PCR variam entre populações, com valores médios entre 1,0 e 3,0 mg/l. No entanto, utilizando métodos ultra-sensíveis, é possível detetar níveis de PCR tão baixos como <1,0 mg/l. A reação de fase aguda representa uma reação precoce e altamente complexa do organismo a uma variedade de lesões, tais como infecções bacterianas, virais ou parasitárias, traumatismos mecânicos ou térmicos, necrose isquémica ou crescimento maligno[153] . Esta reação induz uma série complexa de respostas inespecíficas, sistémicas, fisiológicas e metabólicas que conduzem a um aumento da síntese e da secreção de proteínas plasmáticas. Este fenómeno é designado por "resposta de fase aguda"[154] . Estas alterações são designadas "agudas" porque a maioria é observada horas ou dias após o início da infeção ou lesão, embora algumas alterações da fase aguda também indiquem doença crónica[155] . A presença de determinadas alterações de fase aguda num indivíduo saudável pode alertar o médico para doenças ocultas.

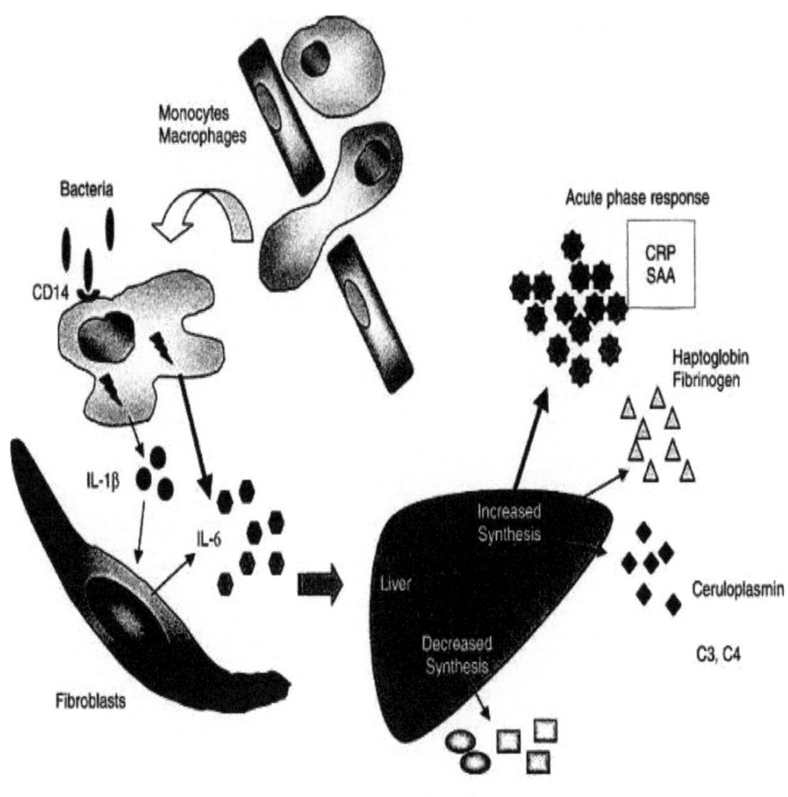

Fig: 14. Resposta da fase aguda

PAPEL DA PROTEÍNA C REACTIVA NA DOENÇA

A PCR é um reagente de fase aguda produzido pelo fígado em resposta a diversos estímulos inflamatórios. Estudos recentes demonstraram que os seus níveis estão elevados na doença periodontal. No entanto, nem todos os estudos relataram uma associação entre a doença periodontal destrutiva e a PCR. Estes relatórios podem possivelmente refletir diferenças na gravidade da doença periodontal destrutiva ou na progressão da doença em diferentes populações de estudo. Os valores de PCR <10mg/L foram considerados normais, enquanto as infecções bacterianas agudas foram relatadas em 80% a 85% dos pacientes com valores de PCR >100mg/L[156] . Historicamente, os valores de PCR >10 mg/l eram considerados como diagnóstico de uma infeção bacteriana, enquanto os valores <10 mg/l eram negligenciados. Isto pode dever-se ao facto de, no passado, os ensaios de PCR não serem muito precisos e sensíveis como atualmente, pelo que eram menos eficazes na deteção de níveis de PCR <10 mg/l. Assim, atualmente, os ensaios de alta sensibilidade para a PCR têm sido amplamente utilizados, permitindo aos laboratórios determinar níveis de PCR no soro tão baixos como 0,15 mg/l. Hage & Szalai[157] referiram que a PCR pode ligar-se à fosfoetanolamina e à fosfocolina de membranas bacterianas e de células hospedeiras rompidas, bem como à cromatina, a pequenas ribonucleoproteínas nucleares, à laminina e à fibronectina na presença de cálcio. A PCR, quando ligada a estes ligandos, pode ativar a cascata do complemento. Os receptores de PCR também existem nos macrófagos, monócitos e neutrófilos e, assim, a PCR ligada pode ter como alvo células hospedeiras bacterianas e danificadas para fagocitose e ajudar a dirigir e amplificar a subsequente resposta inflamatória local à infeção, trauma e necrose (Fig. 15). Na inflamação aguda, os níveis séricos de PCR excedem os 100 mg/L e o nível diminui na inflamação crónica.

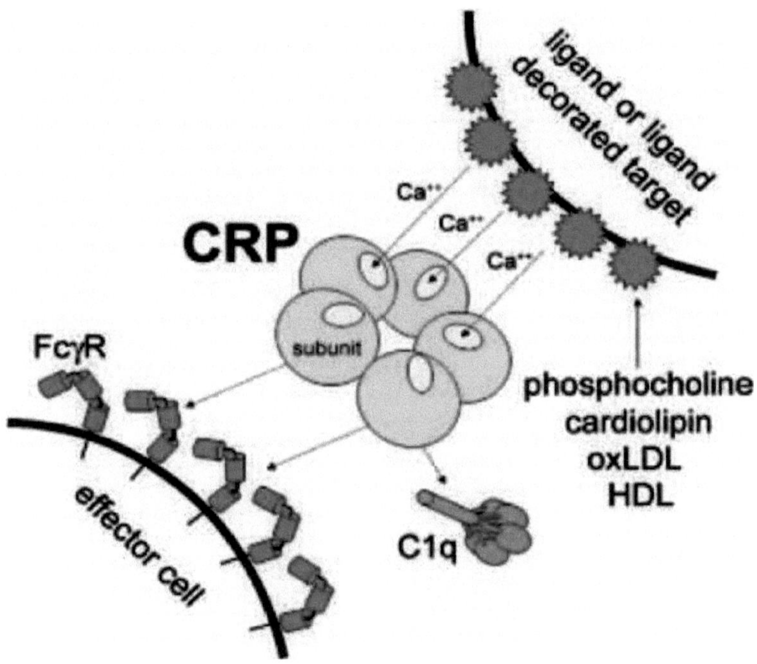

Fig: 15 Resposta do hospedeiro à PCR

Gomes et al. indicaram que os doentes com periodontite grave têm níveis séricos de PCR aumentados, quando comparados com a população de controlo não afetada[149] . No entanto, não indicam que a periodontite foi a causa dos níveis séricos de PCR observados, uma vez que os níveis de PCR flutuam com vários factores de confusão, como o envelhecimento, a hipertensão arterial, o consumo de álcool, o tabagismo, os baixos níveis de atividade física, a fadiga crónica, o consumo de café, os triglicéridos elevados, a diabetes resistente à insulina, a ingestão de estrogénios, uma dieta rica em proteínas, perturbações do sono e depressão [158]

Vários estudos comprovaram uma associação positiva entre a presença de periodontite crónica e níveis séricos elevados de PCR[159] porque é biologicamente plausível que mediadores inflamatórios (IL-1, IL-6 e TNF-α) sejam libertados em condições de periodontite e apresentem a capacidade de estimular os hepatócitos a produzir PCR.

Da mesma forma, é de esperar que, na presença de periodontite crónica, sejam encontrados níveis séricos mais elevados de PCR.

A ABL nem sempre está relacionada com a inflamação atual no periodonto; no entanto, representa diretamente o grau de destruição periodontal. As radiografias subestimam a perda óssea em comparação com as medições directas do osso, e a radiografia panorâmica é ligeiramente menos precisa do que a radiografia bitewing. Saito et al.,[160] , efectuaram um inquérito a 179 homens japoneses do mesmo grupo etário. Eles observaram que a ABL ao redor dos dentes posteriores estava associada a um nível elevado de PCR. Noutro estudo, Persson et al.,[161] verificaram que o nível de PCR-us era superior a 10,0 mg/l em todos os indivíduos que apresentavam evidência de perda óssea alveolar significativa, indicando periodontite. Assim, o nível de PCR tende a aumentar com a destruição periodontal marcada pela ABL. Os resultados de Salzberg et al.,[162] , confirmaram que a periodontite agressiva está significativamente relacionada com níveis elevados de PCR, uma vez que o grupo com periodontite agressiva generalizada (3,72 mg/l) apresentava níveis significativamente elevados de PCR em comparação com os grupos com periodontite agressiva localizada (2,57 mg/l) e sem periodontite (1,54 mg/l). Os seus resultados são consistentes com a interpretação de que a área de superfície ou o volume da lesão periodontal é o fator determinante mais importante dos níveis séricos de PCR em doentes com periodontite agressiva. O efeito potencial do tabagismo foi ilustrado por Fredriksson et al., que encontraram uma concentração mediana de CRP de 2 mg/l em doentes não fumadores com periodontite (idade média de 52 anos), em comparação com uma mediana de 0 mg/l para controlos não fumadores e uma CRP mediana de cerca de 2 mg/l, independentemente do seu estado periodontal[163] . Além disso, Noack et al. relacionaram o estado periodontal em adultos com a PCR circulante, tendo em conta o tabagismo, a idade e a obesidade, e referiram que existia uma relação significativa entre a gravidade da periodontite e a PCR circulante[164] .

PAPEL DA PROTEÍNA C REACTIVA APÓS O TRATAMENTO

Ensaios recentes indicaram que o tratamento de infecções periodontais, seja por terapia mecânica intensiva, terapia medicamentosa ou extração, pode reduzir significativamente os níveis séricos de PCR. Para apoiar este conceito, D'Aiuto et al.,[165] efectuaram um estudo onde observaram uma diminuição média da PCR sérica de 0,5 mg/l 6 meses após a conclusão da terapia periodontal. Os autores concluíram que o controlo da periodontite pode ser alcançado com uma terapia periodontal não cirúrgica, diminuindo significativamente os mediadores séricos e os marcadores da resposta de fase aguda. Uma vez que a PCR é uma proteína de fase aguda, quando a causa da elevação da PCR é eliminada, os níveis de PCR caem drasticamente. Em contraste com o estudo acima, Ide et al.,[166] efectuaram um estudo para descobrir se os níveis de proteína de fase aguda circulante diminuem após o tratamento da doença periodontal, mas não conseguiram observar uma redução na PCR circulante após a terapia periodontal não cirúrgica. A possível explicação para o facto de a PCR permanecer elevada mesmo após a SRP é que esta é insuficiente para controlar a progressão da doença periodontal em todos os indivíduos com periodontite. E pode não ser possível eliminar todos os microorganismos das bolsas profundas inacessíveis. A remoção de depósitos e microrganismos destes locais pode exigir uma intervenção cirúrgica e/ou a utilização de agentes antimicrobianos.

Para confirmar plenamente que a elevação da PCR se deve à infeção periodontal, é essencial verificar se o tratamento periodontal é eficaz na redução do nível de PCR. Após uma terapia básica periodontal bem sucedida, a carga bacteriana é significativamente reduzida, enquanto os títulos de anticorpos para os agentes patogénicos específicos são melhorados. Como resultado destas alterações, a inflamação local diminui significativamente e verifica-se uma melhoria significativa dos parâmetros clínicos. Precisamos de saber se esta melhoria nos parâmetros clínicos tem algum papel na redução dos níveis elevados de PCR nos doentes com periodontite. Além disso, em doentes com periodontite, a PCR sérica elevada está associada a níveis elevados de infeção com agentes patogénicos periodontais[167] Dye et al.,[168] relataram um título sérico elevado de *Porphyromonas gingivalis* e a presença de doença periodontal, que estão independentemente relacionados com níveis elevados de PCR. Em contraste, o título de *A. actinomycetecomitans* não estava relacionado com os níveis elevados de PCR. Resultados semelhantes para P. gingivalis foram também observados por Pitiphat et al.,[169] . Estes dados receberam uma atenção considerável, uma vez que demonstram a associação entre a doença periodontal e o aumento do nível de PCR.

Tuter et al. realizaram um estudo para detetar a PCR no fluido crevicular gengival (GCF), mas não conseguiram demonstrar qualquer relação entre a PCR e os parâmetros clínicos[170] . No entanto, de acordo com Kumar et al., o nível de PCR é mais significativo no GCF e confirma o componente inflamatório subjacente da atividade da doença na periodontite crónica. O tratamento periodontal não cirúrgico foi eficaz na redução dos níveis de PCR no FGC, e os níveis de biomarcadores do FGC específicos para três aspectos da periodontite - grau de inflamação, degradação do colagénio e renovação óssea - correlacionaram-se com as características clínicas da doença periodontal.

ATIVADOR DO RECETOR DO FATOR NUCLEAR KAPPA-B LIGANDO-OSTEOPROTEGERINA (RANKL-OPG)

O ativador do recetor do ligando NF-kB (RANKL), membro da superfamília dos ligandos do fator de necrose tumoral (TNF), foi identificado como um fator ligado à membrana celular responsável pela estimulação da diferenciação dos osteoclastos e pela reabsorção óssea (Lacey et al. 1998[171] , Kong et al. 1999[172]). O RANKL é produzido como um ligando ligado à membrana ou segregado por osteoblastos, fibroblastos ou células T e B activadas. De notar que foram identificadas três isoformas de RANKL, que podem potencialmente multimerizar-se (Ikeda et al. 2003)[173] : O RANKL1 possui um domínio intracelular, transmembranar e extracelular, o RANKL2 possui um domínio intracelular mais curto e o RANKL3 não possui o domínio intracelular e transmembranar e pensa-se que actua como ligando solúvel. Estas três variantes diferentes podem ter papéis ou potências diferentes na regulação da osteoclastogénese, sendo o RANKL1 o indutor predominante, enquanto o RANKL3 é um atenuador potencial.

PAPEL DO ATIVADOR DO RECETOR DO FATOR NUCLEAR KAPPA-B LIGANDO-OSTEOPROTEGERINA (RANKL-OPG) NO DIAGNÓSTICO

Ao ativar o seu recetor RANK cognato na superfície dos pré-osteoclastos, desencadeia a sua fusão e diferenciação em osteoclastos maduros, activando assim a reabsorção óssea (Teitelbaum & Ross 2003[174]). A ação do RANKL pode ser bloqueada pelo seu recetor isco solúvel, a osteoprotegerina (OPG), que é um membro da superfamília dos receptores do TNF, com homologia estrutural ao RANK (Simonet et al. 1997[175]). Ao ligar-se ao RANKL, a OPG impede a sua posterior interação com o RANK e, subsequentemente, todos os eventos moleculares a jusante que conduzem à diferenciação dos osteoclastos e à reabsorção óssea. Uma representação diagramática simplificada da interação RANKL-RANK-OPG é apresentada na (Fig.16)[176] . A produção de RANKL e OPG por vários tipos de células é controlada por estímulos sistémicos e locais, incluindo hormonas, mediadores inflamatórios e produtos bacterianos (Lerner 2006[177] , Liu et al. 2010[178]).

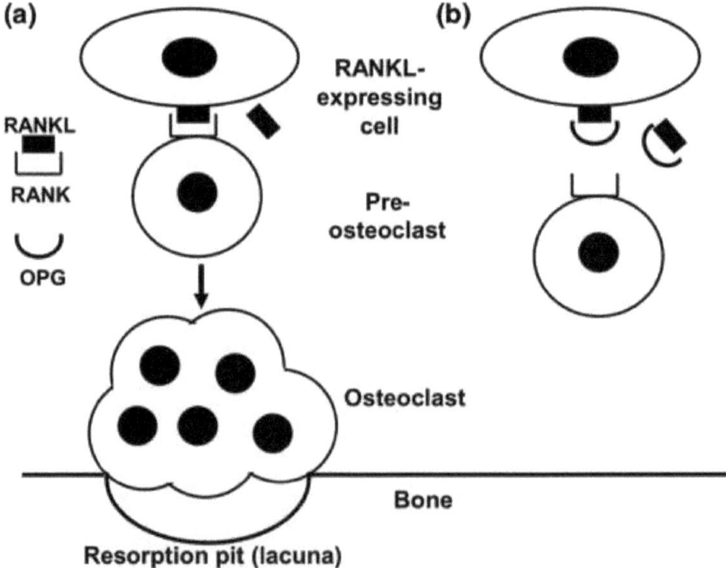

Fig. 16: Representação esquemática da ação do sistema ativador do recetor NF-kB ligando-osteoprotegerina (RANKL-OPG). (A) O RANKL é expresso como um ligando ligado à membrana (ou segregado) por vários tipos de células, tais como osteoblastos, fibroblastos, células estromais da medula óssea e células T e B activadas. Quando o RANKL se liga ao seu recetor RANK cognato na superfície

dos pré-osteoclastos (células da linhagem de monócitos/macrófagos), desencadeia uma série de processos intracelulares que conduzem à sua fusão e diferenciação em osteoclastos maduros multi-nucleados (processo denominado "osteoclastogénese"). A nível tecidular, os osteoclastos fixam-se na superfície óssea e subsequentemente reabsorvem o osso. (B) A ação do RANKL pode ser bloqueada pelo seu recetor isco solúvel OPG, que tem homologia estrutural com o RANK. Quando a OPG se liga ao RANKL, impede a sua posterior interação com o RANK, inibindo assim todos os eventos moleculares a jusante que levariam à diferenciação dos osteoclastos e à reabsorção óssea. Por conseguinte, a OPG é um inibidor da reabsorção óssea.

O aumento da expressão local de RANKL ou a diminuição da expressão de OPG podem causar reabsorção óssea em vários locais do esqueleto humano. Por outro lado, a diminuição do RANKL ou o aumento da expressão da OPG pode resultar numa maior formação óssea, conduzindo a condições osteopetróticas. O envolvimento do sistema RANKL-OPG está bem estabelecido na patogénese de doenças do metabolismo ósseo e mineral, como a artrite reumatoide, a osteoporose pós-menopáusica, a doença de Paget e doenças malignas do osso, como o mieloma múltiplo (Vega et al. 2007[179]). Entre os vários biomarcadores de destruição óssea, a investigação de RANKL e OPG em analitos biológicos de relevância pode fornecer informações fiáveis sobre o estado da doença periodontal. O papel do sistema RANKL-OPG está, portanto, bem documentado na doença periodontal, refletido por um rácio RANKL/OPG aumentado, que pode ser um bom indicador do valor de diagnóstico molecular da doença.

PAPEL DO ATIVADOR DO RECETOR DO FATOR NUCLEAR KAPPA-B LIGANDO-OSTEOPROTEGERINA (RANKL-OPG) NA DOENÇA

A associação do sistema RANKL-OPG com a atividade da doença em diferentes locais periodontais, o que pode explicar as discrepâncias anteriormente mencionadas entre as medições clínicas e o rácio RANKL/OPG. A maioria dos estudos neste domínio são de natureza transversal e não tiveram em consideração o estado de progressão da doença nos locais periodontais. A destruição progressiva dos tecidos pode ser avaliada pelo método de tolerância, em que os locais activos são determinados como aqueles que apresentam uma perda de inserção >2,0 mm durante o período de 2 meses seguinte (Haffajee et al. 1983[180]). Os poucos estudos que utilizaram esta abordagem indicam que os locais de CP activos apresentam uma expressão tecidular de RANKL 3,4 vezes superior (Dutzan et al. 2009[181]) e concentrações de GCF 18% superiores (Vernal et al. 2004[182]), do que os inactivos. A conclusão colectiva destes estudos é que a perda episódica de ligação está associada a níveis mais elevados de RANKL do que a remissão da doença.

PAPEL DO ATIVADOR DO RECETOR DO FATOR NUCLEAR KAPPA-B LIGANDO-OSTEOPROTEGERINA (RANKL-OPG) APÓS O TRATAMENTO

Os estudos disponíveis que utilizam a fase inicial não cirúrgica da terapia periodontal (incluindo instruções de higiene oral e raspagem e alisamento radicular) demonstram que este pode não ser o caso. As expressões dos genes RANKL e OPG do tecido gengival foram avaliadas por PCR semi-quantitativo, numa coorte de indivíduos com PC que receberam cirurgia periodontal 4-6 semanas após a fase inicial do tratamento periodontal. Verificou-se que ambos os genes foram expressos em níveis mais baixos do que em tecidos de locais de controlo saudáveis (submetidos a procedimentos de alongamento de coroas), mas sem diferenças significativas no rácio RANKL/OPG (Dereka et al. 2010[183]). Apesar da inclusão de controlos saudáveis nesse estudo, é difícil tirar conclusões sobre o efeito do tratamento periodontal inicial a partir dos dados relatados, uma vez que não foi possível recolher amostras dos locais realmente doentes antes da terapia. Este facto realça as limitações éticas e técnicas da amostragem invasiva de tecidos em estudos prospectivos.

Mais tarde, estudos investigaram o efeito do tratamento periodontal no sistema RANKL-OPG no FGC. Num estudo anterior, a análise do GCF após o tratamento periodontal inicial não indicou alterações no RANKL, mas uma diminuição no OPG, com um potencial aumento no rácio RANKL/OPG após 4 semanas. Além disso, não foram observadas respostas diferenciadas entre fumadores e não fumadores (Buduneli et al. 2009[184]). Assim, o tratamento periodontal inicial causou uma redução transitória do rácio RANKL/OPG em diabéticos bem controlados, em comparação com a linha de base ou diabéticos mal controlados, que, no entanto, retomou os níveis de base após 6 meses de tratamento (Santos et al. 2010[185]). Num estudo recente que utilizou uma coorte de pacientes com PC e PA, o tratamento periodontal inicial não afectou o rácio RANKL/OPG em nenhum dos grupos até 4 meses de monitorização, apesar da melhoria do resultado clínico (Bostanci et al. 2011[176]).

Coletivamente, estes estudos indicam que, apesar do seu valor potencial como biomarcador para periodontite não tratada, o rácio RANKL/OPG pode não ser um preditor adequado de resultados de tratamentos clinicamente bem sucedidos. Pode também indicar que os mecanismos moleculares de reabsorção óssea ainda estão activos e, assim, os locais periodontais correspondentes podem estar potencialmente em risco de recidiva da doença.

PROSTAGLANDINAS

Os prostanóides, incluindo as prostaglandinas e o tromboxano, desempenham uma variedade de papéis em condições fisiológicas e patológicas, incluindo a inflamação, a função imunológica, a ovulação, a implantação, as doenças cardiovasculares e a tumorigénese[186] . Os prostanóides contribuem para os sinais e sintomas da inflamação aguda e crónica, incluindo dor, febre, inchaço e vasodilatação. A importância fisiológica dos prostanóides é realçada pela utilização de fármacos anti-inflamatórios não esteróides inibidores da ciclo-oxigenase no tratamento clínico de doenças. Em resposta a vários estímulos, o ácido araquidónico libertado dos fosfolípidos da membrana é metabolizado em prostaglandinas e tromboxano pela ciclo-oxigenase. No início dos anos 90, foram identificadas duas isoformas de ciclo-oxigenase, a ciclo-oxigenase-1 e a ciclo-oxigenase-2[187] . Em geral, enquanto a ciclooxigenase-1 é expressa constitutivamente em muitos tecidos e apoia a biossíntese de prostaglandinas necessária para manter a homeostase dos órgãos e dos tecidos, a ciclooxigenase-2 é induzida após estimulação com moléculas pró-inflamatórias, incluindo a interleucina-1, o fator de necrose tumoral-a e o lipopolissacárido, e é regulada positivamente durante a inflamação

PAPEL DAS PROSTAGLANDINAS NO DIAGNÓSTICO

Cavanaugh et al.[188] efectuaram pela primeira vez a análise imunohistoquímica da expressão da proteína ciclo-oxigenase-2 em tecidos gengivais inflamados. Verificaram que as proteínas ciclo-oxigenase-1 e ciclo-oxigenase-2 eram expressas em fibroblastos, células epiteliais gengivais, células endoteliais e células mononucleares inflamatórias. Examinaram a expressão das proteínas ciclo-oxigenase-1 e ciclo-oxigenase-2 na gengiva humana clinicamente saudável e inflamada. Em ambos os tipos de gengiva, foram detectadas células imunorreativas à ciclooxigenase-1 no tecido conjuntivo subepitelial, incluindo fibroblastos e células endoteliais, e algumas células epiteliais gengivais eram ligeiramente imunopositivas para a ciclooxigenase-1 (Fig. 17A,C)[189] . Na gengiva inflamada, as células inflamatórias também foram imunopositivas para a ciclo-oxigenase-1. No entanto, a proteína ciclo-oxigenase-2 foi detectada em fibroblastos, células epiteliais gengivais, células endoteliais e células inflamatórias na gengiva inflamada, enquanto na gengiva clinicamente saudável foi detectada em níveis baixos apenas nas células epiteliais gengivais e nos fibroblastos (Fig. 17B,D)[189] . Zhang et al.[190] demonstraram, por reação em cadeia da polimerase quantitativa e Western blot, que os níveis de ácido ribonucleico mensageiro e de proteína da ciclooxigenase-2 estão elevados nos tecidos gengivais inflamados de doentes com periodontite, em comparação com os tecidos não inflamados de indivíduos saudáveis.

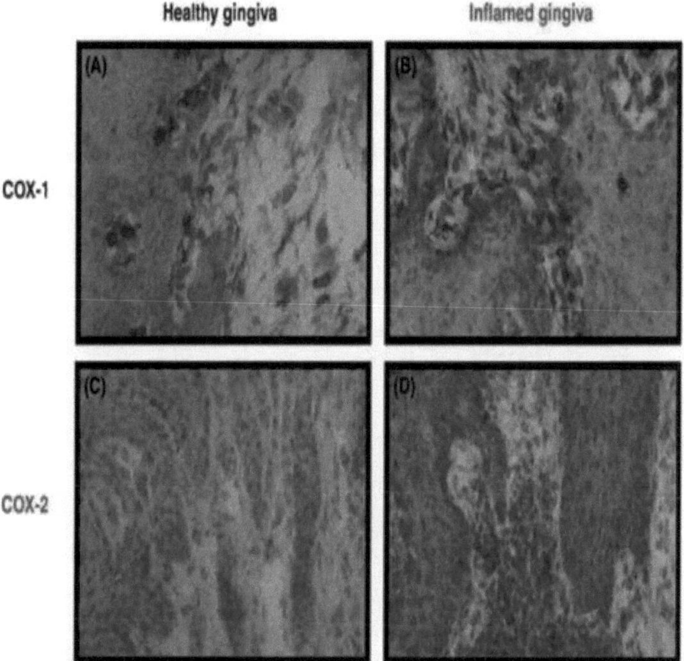

Fig: 17. Coloração imuno-histoquímica das proteínas ciclo-oxigenase-1 (COX-1) e ciclo-oxigenase-2 (COX-2) em gengivas humanas clinicamente saudáveis e inflamadas. Em ambas as gengivas, as células imunorreactivas à COX-1 foram detectadas no tecido conjuntivo subepitelial, incluindo fibroblastos e células endoteliais, e algumas células epiteliais gengivais foram ligeiramente imunopositivas para a COX-1 (A, C). Na gengiva inflamada, as células inflamatórias também eram imunopositivas para a COX-1. No entanto, a proteína COX-2 foi detectada em fibroblastos, células epiteliais gengivais, células endoteliais e células inflamatórias na gengiva inflamada, enquanto na gengiva clinicamente saudável foi ligeiramente detectada em células epiteliais gengivais e fibroblastos (B, D). Ampliação ×400.

PAPEL DAS PROSTAGLANDINAS NAS DOENÇAS

Hayashi et al.[191] relataram que o interferão-c inibiu a expressão da ciclo-oxigenase-2 induzida pela interleucina-1, mas não conseguimos encontrar o efeito inibitório do interferão-c na expressão da ciclo-oxigenase-2[189] . É plausível que nas lesões periodontais existam sistemas inibitórios para regular a produção de prostaglandinas.

A partir destes resultados, é muito provável que a ciclo-oxigenase-2 desempenhe um papel crucial na produção de prostaglandinas nas lesões periodontais. Como se mostra na (Fig. 18),[189] pode haver sistemas estimuladores e inibitórios para regular a produção de prostaglandina por interação célula-célula nas lesões periodontais.

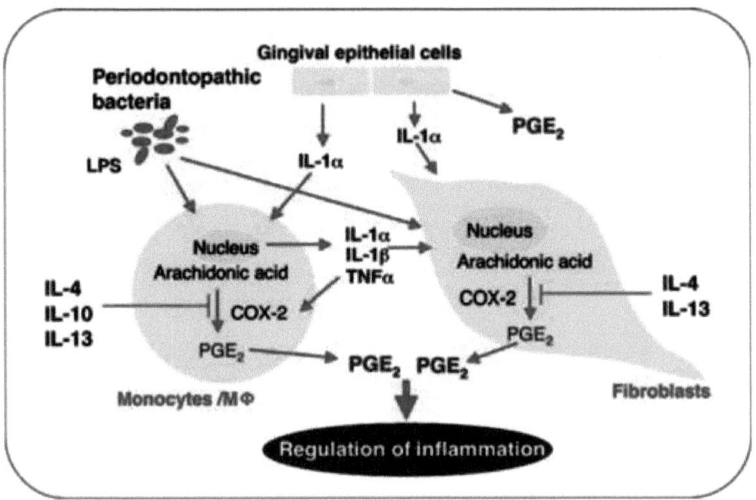

LPS, lipopolysaccharide; PGE2, prostaglandin E2; IL, interleukin; TNFα, tumor necrosis factor α; COX-2, cyclooxygenase-2 ;Mϕ, macrophages

Fig: 18 Mecanismo hipotético de regulação da expressão da ciclooxigenase-2 (COX-2) e da produção de prostaglandina E2 (PGE2) através da interação célula-célula em lesões periodontais. Como mecanismo estimulador da produção de PGE nas lesões periodontais, os agentes patogénicos periodontopáticos podem ativar diretamente monócitos/macrófagos (Mϕ e fibroblastos para induzir a expressão de COX-2, resultando na produção de PGEz, ou podem estimular os monócitos/macrófagos e as células epiteliais gengivais a produzir citocinas pró-inflamatórias, incluindo a interleucina-1 (IL-1) e o fator de necrose tumoral-a (TNF-x), que induzem a proteína COX-2 nos monócitos/macrófagos e nos fibroblastos a produzir PGEz.Nalgumas situações, as citocinas anti-inflamatórias, incluindo a interleucina-4 (IL-4), a IL-10 e a IL-13, podem estar envolvidas na inibição da produção excessiva de PGE através da regulação negativa da expressão da COX-2.

Fokkema et al.[192] relataram uma redução da produção de interleucina-12p70, com níveis elevados de prostaglandina E2, em culturas de células de sangue total estimuladas com lipopolissacárido de doentes com periodontite, em comparação com as de indivíduos periodontalmente saudáveis. Iwasaki et al.[193] demonstraram que a prostaglandina E2 regula negativamente a produção de interleucina-12 através de receptores EP4 em monócitos humanos estimulados com lipopolissacárido de *A. actinomycetemcomitans* e interferão-c. Por conseguinte, é muito provável que o aumento da produção de prostaglandina E2 cause uma diminuição da produção de interleucina-12 nas lesões periodontais, levando a uma predominância de respostas Th2. São necessários mais estudos in vivo para elucidar as relações entre a prostaglandina E2 e as respostas Th1/Th2 nas lesões periodontais.

A prostaglandina E2 estimula a produção de IgG1 e IgE em células B estimuladas por lipolissacáridos e interleucina-4 através de mecanismos dependentes de AMP cíclico[194]. Foi demonstrado que doses baixas de prostaglandina E2 e interleucina-4 aumentam sinergicamente a produção de imunoglobulina G por células mononucleares gengivais[195]. Curiosamente, foi relatado que a prostaglandina E2 era responsável pelo aumento da produção de imunoglobulina G2 que é observada em pacientes juvenis com periodontite localizada[196] e que o efeito da prostaglandina E2 pode ser atribuído ao aumento da produção de interferão-c.

PAPEL DAS PROSTAGLANDINAS APÓS O TRATAMENTO

Buduneli et al.[197] demonstraram, em doentes com periodontite crónica, que o meloxicam tinha uma tendência para reduzir os níveis de colagenase-2 (metaloproteinase-8 da matriz) do fluido crevicular gengival pouco depois da fase inicial da terapia periodontal. É importante referir que, tanto com os inibidores da ciclo-oxigenase-2 como com os anti-inflamatórios não esteróides tradicionais, após a retirada do fármaco não há efeito remanescente, ou seja, os efeitos inibitórios só podem ser esperados enquanto os fármacos estiverem a ser administrados[198].

Vardar et al. [199] examinaram o efeito da nimesulida, um inibidor relativamente seletivo da ciclo-oxigenase-2, e do naproxeno, um inibidor não seletivo da ciclo-oxigenase-1/-2, nos níveis tecidulares gengivais de prostaglandina E2 e prostaglandina

F2a em tecidos com periodontite crónica durante um curto período de 10 dias, e mostrou que a nimesulida pode ter um efeito inibidor adicional nos níveis de prostaglandina F2a do tecido gengival na primeira semana após a fase inicial da terapia periodontal e que a nimesulida teve um efeito insignificante na redução dos níveis de prostaglandina E2 no tecido gengival. Estudos a longo prazo podem fornecer mais apoio para o uso adjuvante de inibidores selectivos da ciclooxigenase-2 no tratamento da doença periodontal.

INTERLEUKINS

Geralmente, a classificação das citocinas é estabelecida por semelhança estrutural, homologia genética e partilha de receptores. Para clarificar a classificação das citocinas, discutiremos a rede de citocinas envolvida na periodontite seguindo este método de classificação de citocinas em três fases.

A IL-1, que foi descoberta e nomeada há 40 anos, faz parte de uma família complexa de citocinas com membros encontrados por clonagem de genes e identificação molecular; estes membros da família IL-1 incluem IL1α, IL-1β, IL-18, IL-33, IL-36, IL-37 e IL-38. Os membros da família IL-1 estão envolvidos nas respostas imunitárias inatas e adaptativas e provou-se que estão relacionados com a inflamação, a autoimunidade, as doenças cardiovasculares e o cancro[200]. A família IL-1 é composta por 11 moléculas e 10 receptores associados[200] . A ligação entre os ligandos e os receptores diméricos recruta a proteína adaptadora fator de diferenciação mieloide-88 (Myd88) através de um domínio de sinalização intracelular partilhado denominado domínio de resistência Toll-IL-1 (TIR). Esta ligação ativa ainda mais as proteínas a jusante, incluindo as cinases associadas ao IL-1R (IRAKs) e o fator 6 associado ao recetor do fator de necrose tumoral (TRAF6), conduzindo à ativação de factores de transcrição relacionados com a inflamação, incluindo o fator nuclear-κB (NF-κB), a proteína activadora-1 (AP-1) e a c-Jun N-terminal quinase (JNK)[201] .

Entre os membros da família da IL-1, a IL-1, a IL-18 e a IL-33 são consideradas como impulsionadoras da diferenciação e polarização de células mielóides e linfóides sob desafio microbiano ou ambiental.

A família IL-6 é constituída por 10 membros identificados de acordo com a utilização comum da cadeia recetora gp130 (também conhecida como CD130)[202] . Entre os membros da família IL-6, foi demonstrado que a IL-6 está relacionada com o risco e a patogénese da periodontite.

PAPEL DO INTERLÚCIDO NO DIAGNÓSTICO

A IL-1 e a IL-33 são ambas classificadas na subfamília da IL-1 devido à sua semelhança estrutural. Um grande número de estudos clínicos e revisões sistemáticas demonstraram que os polimorfismos dos genes da IL-1B, IL-1R (que codifica o recetor associado à IL-1) e IL-1N (que codifica o antagonista do recetor IL-1Ra) estão relacionados com a suscetibilidade à periodontite[202] , o que indica que a IL-1β está envolvida na patogénese da periodontite. Foi demonstrado que a IL-1β é induzida pela interação hospedeiro-microbiota e induz amplamente a expansão e a ativação de células Thl e Th2[204] . Além disso, a IL-1, especialmente a IL-1α, impulsiona a imunidade de tipo 3 através da assistência à IL-23 e à IL-6 na ativação de células Th17[205] e na expressão de IL-17. A quantidade total de IL-1β no fluido crevicular gengival (GCF), que demonstrou estar relacionada com a gravidade da periodontite[205] , também diminui após a terapia periodontal não cirúrgica (NSPT)[206] . Além disso, a ativação do inflamassoma NLRP3, que medeia a clivagem do pro-IL-1β na sua forma ativa, também foi observada no tecido periodontal de doentes com periodontite[207] .

Devido à expressão diferencial de receptores e moléculas reguladoras nas células-alvo, as funções dos diferentes membros da família IL-1 são específicas. Foi demonstrado que a IL-33 é segregada por células hematopoiéticas e parenquimatosas e está envolvida na modulação das células linfóides inatas do tipo 2 (ILC2) e das células Th2, que estão principalmente relacionadas com a imunidade do tipo 2[199] . Foi observada uma expressão de alto nível da IL-33 no tecido periodontal de doentes com periodontite crónica[208] . No entanto, a questão de saber se a quantidade de IL-33 está aumentada no FGC de doentes com periodontite crónica é controversa[210] . De acordo com experiências in vitro e in vivo com animais, a expressão de IL-33 pode ser induzida por gingipaína, fímbrias e lipopeptídeo de *P. gingivalis*[211] e pode levar à destruição do osso alveolar através de uma via dependente do ativador do recetor do ligando do fator nuclear-κB (RANKL)

A IL-18 foi reconhecida pela primeira vez como um fator indutor de interferão (IFN)-γ e um ativador das células NK (natural killer) e das células Th1, que estão intimamente relacionadas com a imunidade de tipo 1[212] . Foram identificados polimorfismos no promotor da IL-18, que também demonstraram estar relacionados com o aumento do risco de periodontite[213] . Além disso, foi detectada uma regulação positiva da IL-18 no FGC[214] , na saliva[215] e no soro[216] de doentes com periodontite crónica, e os níveis de IL-18 diminuíram após a NSPT[217] . Foi demonstrado que *o P. gingivalis* ativo e o seu lipopolissacárido (LPS) aumentam a expressão de IL-18. Foi demonstrado que a IL-18 estimula a expressão da metaloproteinase da matriz[218] e que a sobreexpressão da IL-18 conduz à perda óssea inflamatória após uma infeção bacteriana oral.

A IL-6 é segregada por muitos tipos de células imunitárias activadas, incluindo células dendríticas (DC), macrófagos, células B e células T, e células não imunitárias, incluindo fibroblastos, queratinócitos e células endoteliais. A transcrição da IL-6 pode ser regulada por múltiplos factores de transcrição, incluindo AP-1, NF-kB, C/EBPβ e elementos responsivos ao AMPc. O NF-kB induz eficazmente a transcrição da IL-6 após ativação por LPS, IL-1, IL-17 e fator de necrose tumoral-α (TNF-α)[219] . A IL-6 foi bem caracterizada como um dos principais intervenientes na inflamação crónica e provou-se que tem múltiplas funções em muitas células. Além disso, foi demonstrado que a IL-6 está relacionada com o desenvolvimento de células plasmáticas[220] e induz eficazmente a produção de imunoglobulinas[221] . Além disso, a transapresentação de IL-6 em CD que expressam mIL-6R induz a diferenciação induzida por células Th17 de células T CD4+ que expressam gp130[222] , ao passo que a IL-6 inibe a diferenciação de células Treg[223] . Em conjunto, estes resultados indicam que a IL-6 é um amplificador inflamatório induzido por padrões moleculares associados a agentes patogénicos, estímulos e citocinas pró-inflamatórias e que a IL-6 também tem um efeito pró-inflamatório na resposta imunitária adaptativa.

PAPEL DOS INTERLUCANOS NA DOENÇA

O envolvimento da IL-6 na periodontite é bem reconhecido. O polimorfismo IL-6 174G/C demonstrou estar associado à suscetibilidade à periodontite crónica através de uma meta-análise que incluiu 21 estudos[224] . Uma quantidade aumentada de IL-6 no FGC de pacientes com periodontite crónica foi também demonstrada por uma meta-análise abrangente. A observação contínua dos níveis de IL-6 num modelo experimental de macaco com periodontite também revelou que a expressão de IL-6 é induzida na fase de iniciação, mas permanece baixa nas fases de progressão e resolução da periodontite[225] . Estes resultados indicam que a IL-6 desempenha um papel crucial principalmente na fase inicial e aguda da periodontite. Para além da sua função na resposta imunitária, foi relatada a participação da IL-6 na homeostasia óssea. A expressão do ativador do recetor de RANKL nos osteoblastos foi aumentada pela IL-6, o que levou à diferenciação dos osteoclastos e à reabsorção óssea[226] . Devido à sua regulação a montante relacionada com agentes patogénicos, à sua ampla derivação de múltiplos grupos celulares e ao seu efeito direto na resposta imunitária e na atividade osteoclástica, a IL-6 foi amplamente utilizada como uma citocina pró-inflamatória representativa e relacionada com danos em estudos in vitro e em estudos in vivo com animais

PAPEL DOS INTERLÚCIDOS APÓS O TRATAMENTO

Os resultados do estudo indicam que ocorrem alterações grandes e significativas nos níveis de IL-1b, IL-17 e IL-4 no FGC após o tratamento periodontal não cirúrgico. Como esperado, as citocinas pró-inflamatórias IL-1b e IL-17 diminuíram após o tratamento, e a IL-4, uma citocina anti-inflamatória, aumentou após o tratamento. Foi observada uma grande, embora não significativa, diminuição dos níveis de MCP-1/CCL2 no FGC após o tratamento. No entanto, este resultado deve ser interpretado com precaução, dado o número limitado de estudos. É provável que ocorram alterações significativas nos níveis de MCP-1/CCL2 no GCF após o tratamento.

Em geral, a observação de que várias citocinas/quimiocinas tiveram pequenas ou nenhumas alterações após o tratamento periodontal não cirúrgico é surpreendente. Embora o número limitado de estudos possa explicar a falta de significância de algumas comparações, as pequenas alterações após o tratamento parecem questionar a verdadeira dimensão do seu efeito e a sua utilidade clínica. Isto parece ser especialmente verdadeiro para o IFN-c, IL-17, IL-8 e IL-10, uma vez que estavam disponíveis vários estudos e/ou amostras de grandes dimensões para a estimativa do tamanho do efeito (figura 19)[227] .

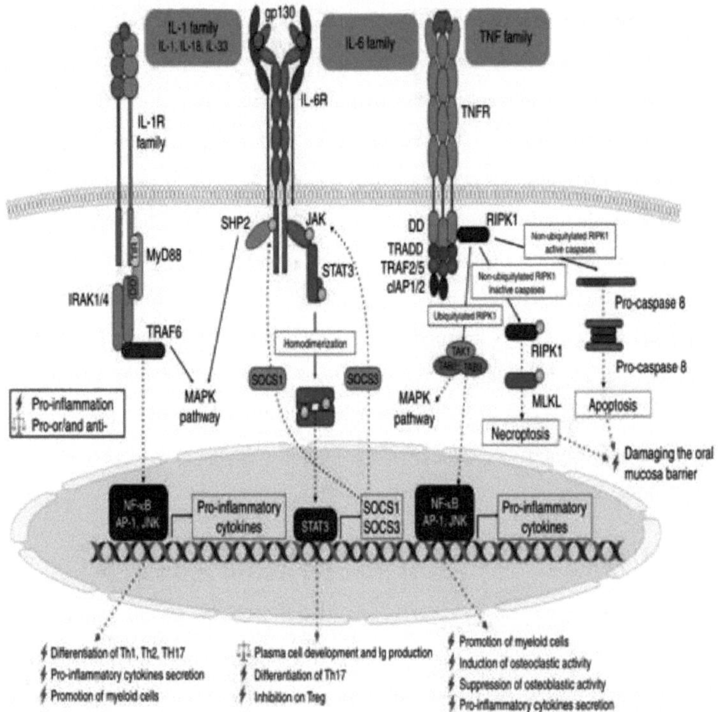

Fig:19. Citocinas pró-inflamatórias, complexos de receptores relacionados e vias de sinalização a jusante. A maior parte dos membros da família IL-1 (representada por IL-1, IL-18 e IL-33), IL-6 e TNF têm efeitos pleiotrópicos na promoção dos linfócitos e na destruição dos tecidos e actuam como citocinas pró-inflamatórias. Ao ligarem-se ao seu recetor correspondente, os membros da família IL-1 activam principalmente factores de transcrição relacionados com a ativação das células T e a secreção de citocinas pró-inflamatórias, e a IL-6 medeia principalmente a ativação das células B. Dependendo do estado das proteínas de transdução chave, a ligação entre os membros da família TNF e os seus receptores relacionados pode levar a destinos celulares muito diferentes que incluem a morte (apoptose e necroptose) ou a vida (secreção de factores pró-inflamatórios e osteoclastogénicos) e ambos levam à destruição do tecido periodontal

FACTOR DE NECROSE TUMORAL

O TNF foi reconhecido pela primeira vez como uma substância necrotizante de tumores e designado em 1975. Os dois membros da família TNF, TNF-α e TNF-β, foram purificados e identificados na década de 1980 e partilham o mesmo recetor de membrana[228] .

PAPEL DA TNF NO DIAGNÓSTICO

Para além da sua indução de morte celular, o TNF actua como um interveniente crucial na resposta pró-inflamatória e na comunicação celular[229] . O TNF foi inicialmente expresso como uma proteína transmembranar de tipo II e demonstrou existir como um homotrímero que é clivado pela ADAM-17 numa forma solúvel[230] . O TNF solúvel é capaz de se ligar ao TNFR1 e ao TNFR2, os dois receptores mais bem caracterizados dos membros da família TNF, e de ativar factores de transcrição a jusante, representados pelo NF-kB e pelo JNK, através de uma cascata de sinalização distinta.

Foi demonstrado que o TNF participa no metabolismo ósseo. Embora o TNF não induza diretamente a diferenciação dos osteoclastos, induz a expressão de RANK nos precursores dos osteoclastos e de RANKL nos osteoblastos[231] . No entanto, o TNF também regula negativamente a expressão de osterix (OSX) e do fator de transcrição 2 relacionado com runt (RUNX2) nos osteoblastos[232] . Em conjunto, estes resultados sugerem que o TNF exacerba a reabsorção óssea através do aumento da atividade osteoclástica e da diminuição da atividade osteoblástica.

PAPEL DO TNF NA DOENÇA

Foi demonstrado que o TNF participa na patogénese da periodontite. Foram identificados vários polimorfismos na região promotora do TNF-α, e os polimorfismos 308G/A e 863C/A podem contribuir para a suscetibilidade da periodontite, de acordo com uma meta-análise[233] . O nível de TNF também se mostrou elevado no FGC[234] e no soro[235] de pacientes com periodontite crónica, enquanto não foi observada uma diminuição do TNF após o NSPT. Estes resultados podem ser explicados pela participação do TNF no metabolismo ósseo, tendo estudos demonstrado que o TNF regula positivamente a expressão de RANKL nas células epiteliais gengivais[236] , nas células T e nos osteoblastos. Curiosamente, foi relatado que o TNF medeia a apoptose[237] dos fibroblastos gengivais e das células epiteliais e inibe a produção de matriz extracelular nos fibroblastos gengivais[238] , indicando que o TNF pode estar envolvido na iniciação da periodontite ao danificar a barreira da mucosa oral. Além disso, é de salientar que, devido à participação do TNF circulante na patogénese de outras doenças sistémicas, um nível elevado de TNF circulante pode potencialmente associar a periodontite à diabetes[239] e à artrite reumatoide[240] , contribuindo para a carga inflamatória sistémica.

PAPEL DA TNF APÓS O TRATAMENTO

Os resultados de muitas investigações mostram que os dados a longo prazo da terapia não cirúrgica e cirúrgica foram igualmente eficazes no estabelecimento da saúde gengival e na prevenção de uma maior perda de inserção[241] , mas quando os locais com PPD inicial > 6 mm foram tratados com procedimentos de retalho aberto, houve um ganho de inserção significativamente maior e uma redução da PPD. Os valores de PPD e PI foram detectados 16 semanas após o tratamento periodontal básico. É razoável supor que os valores iniciais de PPD dos indivíduos envolvidos eram superiores a 6 mm. Consequentemente, os indivíduos do grupo cirúrgico demonstraram uma maior redução da PPD e da PI em comparação com os do grupo não cirúrgico. Neste estudo, foi avaliada a relação entre o tratamento periodontal cirúrgico e os níveis circulantes de TNF-α, que desempenha um papel importante na patogénese das doenças cardiovasculares. Foi demonstrado que houve um efeito positivo da terapia cirúrgica sobre esta citocina em pacientes com periodontite crónica moderada a avançada. Ide et al[242] não observaram uma redução dos níveis circulantes de TNF-α após tratamento periodontal não cirúrgico. Os resultados contraditórios podem dever-se a diferentes métodos de estudo. Em primeiro lugar, o tempo de reavaliação foi de 6 semanas e este talvez seja um tempo insuficiente para que quaisquer alterações bioquímicas sejam estabelecidas após a redução da doença periodontal. Em segundo lugar, Ide et al.[242] efectuaram um tratamento periodontal não cirúrgico. Talvez não tenham conseguido eliminar todos os locais doentes.

LACTATO DESIDROGENASE

Vários investigadores examinaram a atividade da lactato desidrogenase (LDH) como indicador da atividade da doença, uma vez que as enzimas intracelulares se tornam extracelulares com a morte celular. Bang et al. (1972)[243] verificaram que a LDH era muito mais elevada no FGC do que no soro, mas não encontraram qualquer relação quantitativa entre a atividade da LDH e os parâmetros clínicos. Weinstein et al. (1972)[244] também encontraram níveis elevados de LDH no FGC e uma maior intensidade de coloração de isoenzimas no FGC de sulcos inflamados do que no normal. Lamster et al. (1985)[245] , utilizando um método padronizado de tira de papel de filtro (em vez do tubo capilar empregue por investigadores anteriores), descobriram que a LDH era muito mais elevada no FGC do que o relatado anteriormente. Quando calculada com base na concentração (atividade volumétrica), não houve correlação com a inflamação. No entanto, ao calcular a LDH com base na atividade unitária total (atividade total por unidade de tempo), verificou-se uma relação significativa com a inflamação. Esta é outra situação em que o transudado sérico tem um efeito diluidor e a utilização do cálculo convencional da concentração subestima a significância.

Snyder & Wolf (1983)[246] também descobriram que as áreas que exibiam o maior grau de doença periodontal também exibiam os níveis mais altos de LDH no FGC. Mukherjee et al. (1985)[247] , num estudo de doença periodontal induzida por ligaduras em cães, verificaram que a concentração de LDH não estava relacionada com nenhum dos índices clínicos de perda de inserção. Seria interessante verificar se o recálculo como atividade unitária total (Lamster et al. 1985)[245] afectaria a relação.

ASPARTATO AMINOTRANSFERASE

Chambers et al. (1984)[248] investigaram outra enzima intracelular como possível marcador da destruição de tecidos na periodontite, a Aspartato Aminotransferase (AST), que é utilizada por rotina como indicador de diagnóstico de enfarte do miocárdio. Utilizaram um modelo de periodontite induzida por ligadura no beagle e examinaram os níveis de AST no fluido crevicular antes e depois da ligadura. Verificaram que, duas semanas após a ligadura, o nível da enzima era 10 a 100 vezes mais elevado no fluido crevicular do que no soro. Este é um começo prometedor e deve certamente ser examinado em situações clínicas humanas.

MIELOPEROXIDASE

A mieloperoxidase (MPO) derivada dos neutrófilos está contida nos grânulos primários (azurófilos) dos neutrófilos e catalisa a formação de ácido hipocloroso (HOCl), um poderoso agente antibacteriano, que reflecte a intensidade do stress oxidativo. A MPO pode inativar micróbios patogénicos através da geração de espécies reactivas de oxigénio, ativar oxidativamente as proMMP-8 e 9 latentes, bem como inativar as TIMP. Assim, a MPO também pode potenciar oxidativamente as cascatas de MMP na destruição dos tecidos periodontais, tornando-se potencialmente deletéria. O aumento da atividade da MPO é atribuído ao aumento da infiltração e desgranulação dos PMNs. Durante a terapia, as concentrações de peroxidase salivar diminuem abaixo dos valores de controlo[249] .

CATEPSINA B

A catepsina B é responsável pela proteólise. Os macrófagos produzem catepsina B no FGC. Os níveis de catepsina B estão aumentados na periodontite. Os seus níveis aumentam com a progressão da doença periodontal. Os níveis de catepsina B são úteis para diferenciar a periodontite da gengivite[250] e também são úteis para um plano de tratamento adequado.

CALPROTECTINA

A calprotectina é libertada pelos neutrófilos. É uma proteína de ligação ao cálcio e ao zinco, tem atividade antimicrobiana e antifúngica e desempenha um papel vital na inflamação. Inibe a produção de imunoglobulinas e actua como uma proteína pró-inflamatória. O aumento da expressão da calprotectina no local da inflamação oferece proteção contra a invasão bacteriana das células epiteliais, especialmente da *P.gingivalis*[53] . A calprotectina parece melhorar a resistência à *P. gingivalis*, aumentando a proteção da barreira e as funções imunitárias inatas do epitélio gengival.

OSTEONECTINA

É uma proteína segregada, de natureza ácida e contém cisteína; proteína de membrana de base BM-40; tem uma forte avidez pela hidroxiapatite e pelo colagénio. Desempenha um papel vital na fase inicial da mineralização, pelo que pode atuar como um marcador sensível para a deteção da periodontite. A sensibilidade deste marcador para o diagnóstico da doença periodontal é maior quando comparado com o N-propeptídeo do colagénio de tipo I[251] .

OSTEOPONTINA (OPN)

A osteopontina (OPN) é libertada tanto pelos osteoblastos como pelos osteoclastos. A concentração de OPN é mais elevada na zona clara onde os osteoclastos estão fixados. Ajuda na remodelação óssea. Na periodontite, os níveis de OPN estão aumentados. Existe uma correlação positiva entre o aumento dos níveis de OPN e a profundidade da bolsa à sondagem[252] . Quando é efectuado um tratamento periodontal não cirúrgico, os níveis de OPN do GCF são significativamente reduzidos[253] .

CISTATINAS

As cistatinas são biomarcadores para o diagnóstico da doença periodontal. Muitas isoformas de cistatinas são segregadas na saliva e no FGC na periodontite. A cistatina C na saliva actua como um biomarcador para o diagnóstico da periodontite, uma vez que o seu nível está aumentado na saliva durante a periodontite. As cistatinas do FGC são biomarcadores fracos para a periodontite quando comparadas com as cistatinas na saliva[254] .

FIBRONECTINA

A fibronectina é uma glicoproteína que promove a adesão selectiva e a colonização de determinadas espécies bacterianas. Está envolvida na quimiotaxia, migração, inflamação, cicatrização de feridas e reparação de tecidos. As alterações na limpeza oral podem contribuir para as rápidas flutuações das proteases salivares e da fibronectina das células epiteliais[255] . Não existem diferenças estatisticamente significativas entre as concentrações de fibronectina antes e depois do tratamento, quer sejam expressas em microgramas de fibronectina/microgramas de proteína ou em microgramas de fibronectina/ml de saliva[256] .

LISOZIMA

A lisozima é uma enzima proteolítica, presente principalmente nas secreções das glândulas salivares. Danifica a parede celular bacteriana. Os doentes com baixa atividade de lisozima na saliva são mais propensos à doença periodontal. Os níveis de lisozima são inversamente proporcionais à acumulação de placa bacteriana[257] . Muitos estudos demonstraram que as concentrações de lisozima estão diminuídas na periodontite[258] .

LACTOFERRINA

A lactoferrina é segregada principalmente pelas glândulas salivares. É uma glicoproteína antibacteriana de ligação ao ferro. O aumento dos níveis de lactoferrina na saliva está fortemente associado à periodontite[259] .

FATOR ATIVADOR DE PLAQUETAS

O fator de ativação plaquetária, também conhecido como PAF, é um potente ativador de fosfolípidos e mediador de muitas funções leucocitárias, incluindo a agregação plaquetária, a desgranulação, a inflamação e a anafilaxia. É produzido por plaquetas, células endoteliais, neutrófilos, monócitos e macrófagos. É observada uma correlação positiva significativa entre o nível de PAF na saliva e as medidas de inflamação periodontal[260] . Assim, a terapia periodontal inicial reduz os níveis de PAF salivar em conjunto com melhorias nas estimativas clínicas da inflamação periodontal marginal e sub marginal, sugerindo que o PAF pode participar em eventos inflamatórios durante a lesão dos tecidos periodontais e a doença[261] .

FATOR DE CRESCIMENTO EPIDÉRMICO

O fator de crescimento epidérmico estimula o crescimento, a proliferação e a diferenciação celular através da ligação ao seu recetor EGFR. A taxa elevada de secreção salivar de EGF em pacientes agressivos pode estar associada aos mecanismos patogénicos da periodontite agressiva[262] .

Fator de crescimento derivado das plaquetas: Estudos in vitro e in vivo sugerem que o PDGF é o fator de crescimento mais bem descrito associado à saúde periodontal.

Existem diferentes isoformas de PDGF (PDGF-AA, -AB, -BB), e todas demonstraram ter uma atividade proliferativa de fibroblastos[263] . O PDGF está presente em níveis aumentados na gengiva humana inflamada e está localizado principalmente no epitélio da bolsa. É possível que a expressão do PDGF contribua para as alterações inflamatórias que ocorrem durante as doenças periodontais. O PDGF apoia a cicatrização. Uma vez que o PDGF é um quimiotático para os fibroblastos, induz a síntese de colagénio, estimula os fibroblastos a sintetizar os proteoglicanos para o desenvolvimento da matriz extracelular[264] . Assim, a diminuição do PDGF pode ser um marcador útil para a doença periodontal[265] .

Fator de crescimento endotelial vascular (VEGF): O VEGF é um regulador chave da angiogénese fisiológica e patológica, porque induz a proliferação das células endoteliais, estimula a angiogénese e aumenta a permeabilidade vascular, contribuindo para a cicatrização periodontal[265] . Nos doentes com periodontite, o VEGF é detectado nas células endoteliais vasculares, neutrófilos, plasmócitos e epitélio juncional, da bolsa e gengival[266] . Vários autores relataram que o aumento da expressão do VEGF nas células epiteliais e endoteliais na gengiva afetada pela periodontite poderia ser um marcador útil para a doença periodontal.

STRESS OXIDATIVO

Sreeram et al.[267] estudaram o biomarcador transpeptidase (GGT) em indivíduos saudáveis e com periodontite. Este biomarcador mostrou níveis elevados em pacientes com periodontite em relação aos saudáveis. Entre as conclusões encontradas neste estudo, destaca-se o facto de a GGT ser útil, económica e fácil de utilizar.

Onder et al[268] estudaram o 4-hidroxinonenal (4-HNE) como biomarcador no soro, concluindo que o biomarcador 4-HNE se encontrava em níveis elevados em doentes com periodontite.

Noutro estudo do soro, outros biomarcadores do stress oxidativo, como a capacidade antioxidante total (TOS) e o índice de stress oxidativo (OSI), utilizados em pacientes com periodontite e saudáveis, encontraram níveis elevados de TOS e OSI em pacientes com periodontite crónica, o que sugere que estes biomarcadores desempenham papéis importantes na periodontite[269] .

BIOMARCADORES GENÉTICOS

Polimorfismos das interleucinas: Um estudo referiu que um genótipo "composto" de IL-1, que consiste em pelo menos uma cópia do alelo mais raro em ambos os loci IL-1α e IL-1β, estava associado a periodontite grave[270] . Karimbux et al., na sua meta-análise, referiram que as variações genéticas de IL1A e IL1B contribuem significativamente para a periodontite crónica em caucasianos[271] .

Polimorfismos da catepsina c: A causa subjacente à síndrome de Papillon-Lefevre tem sido objeto de um debate considerável na literatura. A síndrome de Papillon-Lefevre é causada por uma mutação no gene que codifica a catepsina C. Esta enzima é expressa em níveis elevados em muitas células imunitárias, incluindo leucócitos polimorfonucleares e macrófagos e seus precursores. Além disso, verificou-se que a catepsina C é expressa em áreas do epitélio frequentemente afectadas por lesões de hiperqueratose, como as palmas das mãos, plantas dos pés, joelhos e gengiva oral queratinizada. Mas a hiperqueratose está presente apenas em traços homozigóticos.

Polimorfismo do gene TNFα: O gene TNFα está localizado no cromossoma 6, dentro do grupo de genes do complexo principal de histocompatibilidade (MHC), na localização 6p21.3. É um mediador importante nas reacções inflamatórias e parece desempenhar um papel central na patogénese de doenças inflamatórias crónicas graves. Foram demonstradas diferenças na taxa de produção de TNF e parece existir uma capacidade familiar para produzir níveis mais elevados ou mais baixos da citocina[272] . A síntese de TNF pode ser influenciada pela presença de determinados polimorfismos genéticos[273] . Foram comunicados alguns resultados consistentes sobre a associação dos polimorfismos do gene do TNFα com doenças no caso de doenças infecciosas, nomeadamente a malária. Os polimorfismos do gene TNFα também foram investigados em associação com a periodontite[274] .

Polimorfismo do gene CD14: O gene CD14 encontra-se no cromossoma 5, na localização 5q31.1. A produção do sCD14 depende da transição de C para T na posição -159 (também chamada -260). Os indivíduos com o genótipo homozigótico TT apresentaram níveis significativamente mais elevados de sCD14, o que influenciou a ativação de células do tipo Th2- para Thl na resposta a um desafio bacteriano. O polimorfismo -260 do gene CD14[275] tem sido associado à doença de Crohn e também à periodontite.

MARCADORES MICROBIANOS

Embora existam quase 600 espécies bacterianas presentes na placa subgengival, apenas algumas delas causam doença periodontal num hospedeiro suscetível.

Vários agentes patogénicos periodontais específicos têm sido implicados nas doenças periodontais, incluindo *Tanerella forsythensis*, *Porphyromonas gingivalis* e *Treponema denticola*. Estes três organismos são membros do "complexo vermelho" de bactérias que estão altamente implicadas na progressão das doenças periodontais. O *Actinobacillus actinomycetemcomitans* tem sido associado a formas de início precoce da doença periodontal e à periodontite agressiva, enquanto as bactérias do complexo vermelho estão associadas à periodontite crónica.

Foi realizado um estudo para determinar se a presença de antigénios bacterianos para *Porphyromonasgingivalis* (Pg), *Prevotellaintermedia* (Pi) e *Actinobacillus actinomycetemcomitans* (A.a) na placa subgengival de pacientes com periodontite após o tratamento periodontal estava associada à perda óssea alveolar progressiva. A perda óssea alveolar progressiva foi determinada utilizando radiografia de subtração digital com radiografias padronizadas tiradas na linha de base e 6 meses após o tratamento e concluiu-se que a presença de *P. gingivalis* na placa bacteriana após o tratamento estava significativamente associada à perda óssea progressiva[276] .

OUTROS BIOMARCADORES

Cortisol: Um estudo avaliou a associação entre o stress, a angústia e os comportamentos de confronto com a doença periodontal e concluiu que foram detectados níveis mais elevados de cortisol salivar em indivíduos que apresentavam periodontite grave[277] .

Cálcio: Um estudo efectuado para examinar as diferenças nos níveis de cálcio salivar em doentes com periodontite em comparação com indivíduos periodontalmente saudáveis. Os resultados mostram que os indivíduos do grupo com Ca salivar elevado tinham significativamente mais dentes intactos do que os seus pares do grupo com Ca salivar baixo e concluíram que uma concentração elevada de cálcio na saliva era caraterística dos doentes com periodontite[278] .

Voláteis: Os compostos voláteis de enxofre, principalmente o sulfureto de hidrogénio e o metilmercaptano, estão associados ao mau odor oral. Os voláteis salivares têm sido sugeridos como possíveis marcadores de diagnóstico e factores contributivos na doença periodontal. Por exemplo, as linhas de piridina e Pico foram encontradas apenas em indivíduos com periodontite moderada a grave. Além disso, a saliva parece ser um meio útil para avaliar o mau odor oral[279] .

ÂMBITO FUTURO DA PROTEÓMICA EM PERIODONTIA

ÂMBITO FUTURO DA PROTEÓMICA EM PERIODONTIA

Apesar dos grandes avanços técnicos observados nos últimos 10 anos no campo de investigação da proteómica salivar, existe um sentimento geral de que devem ser envidados esforços no sentido da normalização da recolha de amostras, do procedimento de pré-tratamento e da análise de uma vasta gama de proteínas para o rastreio bem sucedido de uma grande população, a fim de promover a saliva como fluido de eleição para fins de diagnóstico. Apesar dos enormes progressos já alcançados na caraterização do proteoma da saliva, o perfil comparativo em diferentes condições fisiopatológicas ainda está na era da infância, se comparado com outros fluidos corporais. Através do emprego de todas as plataformas proteómicas quantitativas referidas, é previsível num futuro próximo uma melhor caraterização das proteínas modificadas, bem como uma carga de novos potenciais biomarcadores de doenças. Prevê-se o desenvolvimento de ferramentas bioinformáticas que ajudem a lidar com as 3000 espécies de proteínas da saliva identificadas para revelar o seu papel biológico, não só para fins de investigação básica que ajudarão ao desenvolvimento de alvos terapêuticos, mas também para a definição de biomarcadores específicos de diagnóstico e prognóstico.

A proteómica pode fornecer informações abrangentes e sistemáticas sobre as proteínas numa vasta gama de tecidos e órgãos. Apesar do considerável poder analítico oferecido pelos métodos proteómicos, apenas um conjunto relativamente pequeno de artigos foi publicado sobre as proteínas das células e da matriz periodontais.

Para as células que são importantes na função dos tecidos periodontais, a análise proteómica tem sido aplicada aos fibroblastos[280] e aos osteoblastos[281] . No periodonto, muitas mas não todas as proteínas expressas são específicas do tecido e a função de várias proteínas é modulada por múltiplos factores, incluindo interacções com outras proteínas e modificações decorrentes de fosfatos, sulfatos, hidratos de carbono e lípidos ligados. As análises proteómicas actuais têm a capacidade de fornecer novos conhecimentos sobre o repertório de proteínas expressas e algumas indicações sobre as suas interacções, a um nível mais global do que o anteriormente considerado.

Visualizar o futuro com a proteómica

Engenharia de tecidos

A engenharia de tecidos evoluiu nos últimos anos, tornando-se numa ferramenta eficaz para o tratamento de várias condições patológicas. Esta tecnologia inclui principalmente a obtenção, o armazenamento, a diferenciação e o transplante de células estaminais, o que é feito utilizando bio-marcadores específicos, ou seja, proteínas. No futuro, o proteoma das células estaminais mesenquimais (MSC) pode ser expandido de forma gradual com a inclusão de fracções celulares e subcelulares adicionais, especificamente isoladas, bem como de produtos genéticos enriquecidos de baixa abundância. Por conseguinte, esta análise proteómica e transcriptómica pode permitir-nos obter novos conhecimentos fundamentais sobre a expressão proteica, a regulação e a biologia celular das MSC[282] .

Medicamentos personalizados

Um dos desenvolvimentos mais promissores do estudo dos genes e proteínas humanos tem sido a identificação de potenciais novos fármacos para o tratamento de doenças, com base na informação do genoma e do proteoma para identificar as proteínas associadas a uma doença, que o software informático pode depois utilizar como alvos para novos fármacos. Por exemplo, se uma determinada proteína estiver implicada numa doença, a sua estrutura 3D fornece a informação para conceber medicamentos que interfiram com a ação da proteína. Uma molécula que se encaixa no local ativo de uma enzima, mas que não pode ser libertada pela enzima, inactivará a enzima. Esta é a base das novas ferramentas de descoberta de medicamentos, que visam encontrar novos medicamentos para inativar as proteínas envolvidas em doenças. À medida que se descobrem diferenças genéticas entre indivíduos, os investigadores esperam utilizar estas técnicas para desenvolver medicamentos personalizados que sejam mais eficazes para cada indivíduo[283] .

Desenvolvimento de biomarcadores

As duas principais fronteiras de investigação para a aplicação da proteómica em medicina dentária são o diagnóstico salivar, ou biomarcadores de fluidos orais, e a proteómica do osso e do esmalte. Embora a saliva seja acessível e a sua recolha seja totalmente não-invasiva, a sua utilização em diagnósticos clínicos só recentemente foi demonstrada. Uma equipa de investigadores da UCLA, entre outros, demonstrou que o fluido oral contém a mesma composição de biomarcadores de doenças que o sangue, mas em menor quantidade. Estes cientistas desenvolveram, com o apoio do National Institute of Dental and Craniofacial Research, um sensor molecular que constitui a base para o desenvolvimento futuro do "Oral Fluid Nano Sensor Test (OFNASET)". Prevê-se que o OFNASET seja um instrumento portátil e fácil de utilizar que os clínicos possam usar para detetar rapidamente proteínas salivares complexas e alvos de ácidos nucleicos[19] .

LIMITAÇÕES

Uma vez que a expressão das proteínas e as modificações pós-traducionais são processos dinâmicos, particularmente no periodonto, a identificação e a quantificação das proteínas, por si só, não são suficientes para compreender as alterações funcionais. Serão necessárias novas tecnologias para permitir combinações de marcação e identificação metabólica, bem como a quantificação e medição das taxas de síntese. Além disso, as experiências proteómicas realizadas num laboratório não são facilmente reproduzidas noutro[284] .

Um desafio importante que tem de ser enfrentado pelos investigadores em Periodontologia é o de adotar abordagens proteómicas, quando apropriado, e começar a aplicá-las a questões críticas e não resolvidas, tais como a base biológica para a heterogeneidade das populações de células gengivais, ósseas e do cemento. No entanto, como a expressão das proteínas e as modificações pós-traducionais são processos dinâmicos, particularmente no periodonto, a identificação e a quantificação das proteínas, por si só, não são suficientes para compreender as alterações funcionais. Serão necessárias novas tecnologias para permitir combinações de identificação e marcação metabólica, bem como a quantificação e medição das taxas de síntese.

CONCLUSÃO

CONCLUSÃO

Com a ajuda dos "ómicos" (genómica, transcriptómica, proteómica, metabolómica e metagenómica), muitas composições, comportamentos e metabolismos ocultos dos tecidos dentários e dos fluidos orais foram analisados nos últimos quinze anos. A análise global da proteómica em periodontia mostra que há mais estudos dirigidos à formação estrutural, ao diagnóstico e à patogénese, mas estudos muito limitados sobre a avaliação do tratamento, a prevenção de doenças e o prognóstico das intervenções. A utilização da proteómica e da expressão genética permitirá avançar no diagnóstico e tratamento de várias condições patológicas orais. No periodonto, muitos mas não todos os genes expressos

As proteínas são específicas de cada tecido e a função de várias proteínas é modulada por múltiplos factores, incluindo interacções com outras proteínas e modificações decorrentes da ligação de fosfatos, sulfatos, hidratos de carbono e lípidos. As análises proteómicas actuais têm a capacidade de fornecer novos conhecimentos sobre o repertório de proteínas expressas e algumas indicações sobre as suas interacções, a um nível mais global do que o anteriormente considerado. São necessárias mais revisões que incorporem outros marcadores e avanços no diagnóstico salivar. A aplicação da proteómica no campo da medicina dentária depende da melhor forma de os profissionais de saúde oral a incorporarem na sua prática, uma vez que requer um conhecimento profundo da genética humana e a aplicação de novas tecnologias de diagnóstico e terapêuticas. Em suma, todas as ferramentas proteómicas podem ajudar a preencher as lacunas dos aspectos inexplorados da saúde periodontal e da doença periodontal.

REFERÊNCIAS

REFERÊNCIAS

1. Sedghi LM, Bacino M, Kapila YL. Doença periodontal: O bom, o mau e o desconhecido. Frente. Cell. Infect. Microbiol. 2021;7(11):1210-1215.

2. Patil VA, Wagh P, Patel J, Bhargavi B, George B. Proteomics: Um novo horizonte de diagnóstico em periodontia J. Med. Dent. Sci. 2017;16(4):52-57.

3. Latterich M. Abramovitz M. Leyland-Jones B Proteomics: new technologies and clinical applications. Euro. J. Cancer. 2008;44(18):2737-2741.

4. Khurshid Z, Zohaib S, Najeeb S, Zafar MS, Rehman R, Rehman IU. Avanços das ciências proteómicas em medicina dentária. Int. J Mol. Sci. 2016;17(5):728-733.

5. Grover HS, Kapoor S, Saksena N. Proteómica periodontal: as maravilhas não param! Int. J. Proteomics. 2013;2013(1):1-11.

6. McCulloch CA. Proteomics for the periodontium: current strategies and future promise. Periodontol 2000. 2006;40(1):173-183.

7. Champagne CM, Buchanan W, Reddy MS, Preisser JS, Beck J D Offenbacher S. Potencial para medidas do fluido da fenda gengival como preditores do risco de doenças periodontais. Periodontol. 2000. 2003; 31(1):167-180.

8. Buduneli N, Kinane, DF. Marcadores de diagnóstico derivados do hospedeiro relacionados com a destruição dos tecidos moles e a degradação óssea na periodontite. J. Clin. Periodontol. 2011;38(1):85-105.

9. Delima AJ, Dyke TE. Origin and function of the cellular components in gingival crevice fluid (Origem e função dos componentes celulares no fluido do sulco gengival). Periodontol. 2000. 2003;31(1): 55-76

10. Eley BM. Cox SW. Enzimas proteolíticas e hidrolíticas de patogéneos periodontais putativos: caraterização, genética molecular, efeitos nas defesas e tecidos do hospedeiro e deteção no fluido da fenda gengival. Periodontol. 2000. 2003;31(1):105-124.

11. Uitto VJ, Overall CM, McCulloch C. Proteolytic host cell enzymes in gingival crevice fluid. Periodontol. 2000. 2003;31(3):77-104.

12. Lamster IB. Ahlo JK. Análise do fluido crevicular gengival aplicada ao diagnóstico de doenças orais e sistémicas. Ann. New. York. Acad. Sci. 2007;1098(1):216-229.

13. Loo JA, Yan W, Ramachandran P, Wong DT. Comparative human salivary and plasma proteomes. J. Dent. Res. 2010;89(3):1016-1023.

14. Dommish H, Acil Y, Dunsche A, Winter J. & Jepsen, S. Differential gene expression of human b-defensins (hBD-1-2-3) in inflammatory gingival diseases. J. Oral. Microbiol. Immunol 2005;20(4):186-190.

15. Lundy FT, Orr DF, Show C, Lamey PJ, Linden GJ. Deteção de a-defensinas individuais de neutrófilos humanos, peptídeos 1, 2 e 3 de neutrófilos humanos no fluido crevicular gengival não fraccionado: uma abordagem MALDI-MS. Mol. Immunol. 2005;42(1):575-579.

16. Pisano E, Cabras T, Montaldo C, Piras V, Inzitari R, Olmi C, Castagnola M.Messana I. Peptides of human gingival crevicular fluid determined by HPLC-ESI-MS. Eur. J. Dent. Edu. 2010;113(17): 462-468.

17. Ngo LH, Veith PD, Chen YY, Chen D, Cardy IB, Reynolds EC. Mass spectrometric analyses of peptides and proteins in human gingival crevicular fluid (Análises de espetrometria de massa de péptidos e proteínas no fluido crevicular gengival humano). J. Proteome. Res. 2010;9(3):1683-1693.

18. Bostanci N, Heywood W, Mills K, Parkar M, Nibali L, Donos N. Aplicação de proteómica quantitativa absoluta sem marcadores no fluido crevicular gengival humano por LC/MS E (exsudatoma gengival). J. Proteome. Res. 2010;9(3): 2191-2199.

19. Grant MM, Creese AJ, Barr G, Ling MR, Scott AE, Matthews JB, Griffiths HR, Cooper HJ, Chapple LC. Análise proteómica de um modelo humano não invasivo

de inflamação aguda e da sua resolução: o modelo de gengivite de vinte e um dias. J. Proteome. Res. 2010;9(5):4732-4744.

20. Nesvizhski AI, Vitek O, Aebersold R Análise e validação de dados proteómicos gerados por espetrometria de massa em tandem. Nat. Methods. 2007;4(10):787-797.

21. Frank A, Pevzner P, PepNovo: sequenciação de novo de péptidos através de modelação probabilística de redes. Anal. Chem. 2005;77(8): 964 - 973.

22. DiMaggio PA, Floudas CA. Uma estrutura de otimização mista-inteira para a identificação de novo de péptidos. Am. J. Chem. Eng. 2007;53(5):160-173.

23. Eng JK, McCormack AL, Yates JR. An approach to correlate tandem mass spectral data of peptides with amino acid sequences in a protein database (Uma abordagem para correlacionar dados espectrais de massa em tandem de péptidos com sequências de aminoácidos numa base de dados de proteínas). J. Am. So. Mass. Spectrometry. 1994;5(1):976 -989.

24. Perkins DN, Pappin DJ, Creasy DM, Cottrell JS. Identificação de proteínas baseada em probabilidades através da pesquisa em bases de dados utilizando dados de espetrometria de massa. Electrophor. 1994;20(5):3551-3567.

25. Tanner S, Shu H, Frank A, Wang LC, Zandi E, Mumby M, Pevzner PA, Bafna V. InsPecT: identificação de péptidos pós-traducionalmente modificados a partir de espectros de massa em tandem. Anal. Chem. 2005;7(7):4626-4639

26. DiMaggio PA, Floudas CA, Lu B, Yates JR. A hybrid method for peptide identification using integer linear optimization, local database search, and quadrupole time-of-flight or OrbiTrap tandem mass spectrometry. J. Proteome. Res. 2008;1(7):1584-1593.

27. Witze ES, Old WM, Resing KA, Ahn NG. Mapping protein post-translational modifications with mass spectrometry (Mapeamento de modificações pós-traducionais de proteínas com espetrometria de massa). Nat. Methods. 2007;4(5):798-806.

28. Baliban RC, Sakellari D, Li Z, DiMaggio PA, Garcia BA, Floudas CA. Novos métodos de identificação de proteínas para a descoberta de biomarcadores através de uma análise proteómica de amostras de fluido crevieular gengival periodontalmente saudável e doente. J. Clin. Periodontol. 2012;39(3):203-12.

29. Reichenberg E, Redlich M., Cancemi P. Proteomic analysis of protein components in periodontal ligament fibroblasts (Análise proteómica dos componentes proteicos dos fibroblastos do ligamento periodontal). J. Periodontol. 2005;76(10):1645-1653.

30. Patterson SD, Aebersold RH. Proteomics: the first decade and beyond. Nat. Genet. 2003;33(3):311-323.

31. Wilkins MR, Pasquali C, Appel RD, Ou K, Golaz O, Sanchez JC, Yan JX, Gooley AA, Hughes G, Humphery-Smith I, Williams KL, Hochstrasser DF. From proteins to proteomes: large scale protein identification by two-dimensional electrophoresis and amino acid analysis (Das proteínas aos proteomas: identificação de proteínas em grande escala por eletroforese bidimensional e análise de aminoácidos). Biotechnology (N Y). 1996;14(1):61-65.

32. P. James. Protein identification in the post-genome era: the rapid rise of proteomics (Identificação de proteínas na era pós-genoma: o rápido crescimento da proteómica). Q. Rev. Biophys 1997;30(6): 279-331.

33. Vitorino R, Lobo MJ, Ferrer-Correira AJ, Dubin JR, Tomer KB, Domingues PM, Amado FM. Identificação dos componentes proteicos da saliva humana total utilizando a proteómica. Proteomics 2004;4(5):1109- 1115.

34. Al-Amrani S, Al-Jabri Z, Al-Zaabi A, Alshekaili J, Al-Khabori M. Proteomics: Conceitos e aplicações na medicina humana. World J Biol Chem 2021;12(5): 57-69

35. Yakunin AF, Yee AA, Savchenko A, Edwards AM, Arrowsmith CH. Structural proteomics: a tool for genome annotation (Proteómica estrutural: uma ferramenta para anotação do genoma). Curr Opin Chem Biol. 2004;8(1):42-48.

36. Liu HL, Hsu JP. Desenvolvimentos recentes em proteómica estrutural para a determinação da estrutura de proteínas. Proteomics. 2005;5(8):2056-2068.

37. Zhang C, Kim SH. Overview of structural genomics: from structure to function. Curr opin chem biol. 2003;7(1):28-32.

38. Jong EP, Riper SK, Koopmeiners IS, Carlis JV, Griffin TJ. Considerações sobre a recolha de amostras e o manuseamento para estudos peptidómicos em saliva total; implicações para a descoberta de biomarcadores. Clin Chim Ata 2011;4(12):2284-2288.

39. Mishra A, Verma M. Cancer biomarkers: are we ready for the prime time? Cancer. 2010;21):190-208.

40. Hulka BS, Wilcosky T. Marcadores biológicos na investigação epidemiológica. Arch Environ Health: Int J. 1988;43(2):83-89.

41. Alshareeda AT, Soria D, Garibaldi JM, Rakha E, Nolan C, Ellis IO, Green AR. Characteristics of basal cytokeratin expression in breast cancer (Características da expressão basal da citoqueratina no cancro da mama). Breast Cancer Res Treat. 2013;139(1):23-37.

42. Biomarkers in risk assessment: validity and validation, environmental health criteria series, n.º 222, OMS.

43. Curtis MA, Gillett IR, Griffiths GS, Maiden MF, Sterne JA, Wilson DT, et al. Deteção de grupos e indivíduos de alto risco para doenças periodontais: marcadores laboratoriais a partir da análise do fluido crevicular gengival. J Clin Periodontol. 1989;16(1):1-11.

44. Kinane DF. Reguladores da destruição e homeostasia dos tecidos como auxiliares de diagnóstico em periodontologia. Periodontol 2000. 2000;24(1):215-225.

45. Buduneli N, Kinane DF. Marcadores de diagnóstico derivados do hospedeiro relacionados com a destruição dos tecidos moles e a degradação óssea na periodontite. J Clin Periodontol. 2011;38(Suppl. 11):85-105.

46. Streckfus CF, editor. Advances in salivary diagnostics (Avanços no diagnóstico salivar). Berlim/Heidelberg, Alemanha: Springer; 2015.

47. Giannobile WV. Biomarcadores do fluido crevicular da perda óssea oral. Opinião Atual em Periodontologia. 1997;4:11-20.

48. Nupursah, H. Bhutani. Proteómica e doenças periodontais. Ind J Med Res. 2013;2:242-244.

49. Khashu H, Baiju CS, Bansal SR, e Chhillar A, Salivary biomarkers: a periodontal overview, J Oral Health Comm Dent 2012;6(1):28-33.

50. Palys MD, Haffajee AD, Socransky SS, Giannobile WV. Relação entre as ligações cruzadas de piridinolina do C-telopeptídeo (ICTP) e os agentes patogénicos periodontais putativos na periodontite. Jornal de periodontologia clínica. 1998;25(11):865-871.

51. Kunimatsu K, Mataki S, Tanakal H. Um estudo transversal sobre os níveis de osteocalcina no fluido crevicular gengival de pacientes periodontais. J Periodontol. 1993;64(9):865-869.

52. Nakashima K, Giannopoulou C, Andersen A. A longitudinal study of various crevicular fluid components as markers of periodontal disease activity," J Clin Periodontol, 1996:23(9):832-838.

53. Kido JI, Nakamura T, Asahara Y, Sawa T, Kohri K, Nagata T. Osteopontin in gingivalcrevicular fluid. J periodont res. 2001;36(5):328-33.

54. Kido JI, Nakamura T, Kido R, Ohishi K, Yamauchi N, Kataoka M, Nagata T. Calprotectin in gingival crevicular fluid correlates with clinical and biochemical markers of periodontal disease. J clin periodontol. 1999;26(10):653-657.

55. Zia A, Khan S, Bey a, Gupta, and S. Mukhtar-Un-Nisar, *Oral biomarkers in the diagnosis and progression of periodontal diseases," Biol Med. 2011;3(2):45-52.

56. Yoshimura M, Ohara N, Kondo Y, Shoji M, Okano S, Nakano Y, Abiko Y, Nakayama K. Análise do proteoma das células de Porphyromonas gingivalis

colocadas numa câmara subcutânea de ratinhos. Oral Microbiol Immunol 2008;23(5): 413-418.

57. Len AC, Cordwell SJ, Harty DW, Jacques NA. Análise do proteoma celular e extracelular de Streptococcus mutans cultivado num quimiostato. Proteomics.2003;3(5): 627-646.

58. Rai B, Kaur J, Jain R, Anand SC. Níveis de metaloproteinases-8 e-9 do crepúsculo gengival na periodontite. Saudi Dent J. 2010;22(3):129-131.

59. Persson GR, De Rouen TA, Page RC. Relação entre os níveis de aspartato aminotransferase no fluido crevicular gengival e a destruição ativa dos tecidos em pacientes com periodontite crónica tratados. J Periodotol Res. 1990;25(2):81-87.

60. Taba, M. Jr., Kinney, J., Kim, A. S. & Giannobile, W. V. Biomarcadores de diagnóstico para doenças orais e periodontais. Dent Clin N Am 2005;49(3):551-571.

61. Alugupalli KR, Kalfas S, Forsgren A. Laminin binding to a heat-modifiable outer membrane protein of Actinobacillus actinomycetemcomitans. Oral Microbiol Immunol. 1996;11(5):326-331.

62. McLaughlin WS, Kirkham J, Kowolik MJ, Robinson C. Queratina do fluido crevicular gengival humano em locais saudáveis, com gengivite crónica e com periodontite crónica do adulto. J Clin Periodontol. 1996;23(4):331-335.

63. Len AC, Cordwell SJ, Harty DW, Jacques NA. Cellular and extracellular proteome analysis of Streptococcus mutans grown in a chemostat. Proteomics 2003: 3(5): 627-646.

64. Rosenberg M, McCulloch CA. Medição do mau odor oral: métodos actuais e perspectivas futuras. J Periodontol. 1992;63(9):776-782.

65. Sevón L, Mäkelä M. A study of the possible correlation of high salivary calcium levels with periodontal and dental conditions in young adults. Arch Oral Biol. 1990;35(1):211-212.

66. Groenink J, Walgreen-Weterings E, Nazmi K, Bolscher JG, Veerman EC, Van Winkelhoff AJ, Nieuw Amerongen AV. Salivary lactoferrin and low-Mr mucin MG2 in Actinobacillus actinomycetemcomitans-associated periodontitis. J Clin Periodontol. 1999 ;26(5):269-275.

67. Rasch MS, Mealey BL, Prihoda TJ, Woodard DS, McManusm LM. The effect of initial periodontal therapy on salivary platelet-activating fator levels in chronic adult periodontitis. J Periodontol. 1995;66(7):613-623.

68. Pavankumar A, Jagdishreddy G, Raja Babu P. Biomarcadores na doença periodontal. J Mol Biomark Diagn. 2015;1(2):48-52.

69. Honibald EN, Mathew S, Padmanaban J, Sundaram E, Ramamoorthy RD. Perioceutics: Inibidores da metaloproteinase da matriz como terapia adjuvante para a doença periodontal inflamatória. J Pharm & Bioallied Sci. 2012;4(2):417-421.

70. Thomas GT, Lewis MP, Speight PM. Matrix metalloproteinases and oral cancer. Oral Oncol 1999 ;35(3):227-233.

71. Sorsa T, Tjäderhane L, Salo T. Matrix metalloproteinases (MMPs) in oral diseases. Oral Dis. 2004;10(6):311-318.

72. Nagase H. Mecanismos de ativação das metaloproteinases da matriz. Biol Chem.1997;378(3-4):151-60.

73. Verma RP, Hansch C. Matrix metalloproteinases (MMPs): Funções químico-biológicas e (Q) SARs. Bioorg Med Chem. 2007;15(6):2223-2268.

74. Vargová V, Pytliak M, Mechírová V. Matrix metalloproteinases. Inibidores das metaloproteinases da matriz: especificidade da ligação e relações estrutura-atividade. Exp Suppl. 2012;103(1):1-33.

75. Van Wart HE, Birkedal-Hansen H. The cysteine switch: a principle of regulation of metalloproteinase activity with potential applicability to the entire matrix metalloproteinase gene family. Proc Nat Acad Sci. 1990;87(14):5578-5582.

76. Franco C, Patricia HR, Timo S, Claudia B, Marcela H. Metaloproteinases de matriz como reguladores da inflamação periodontal. Int J Mol Sci. 2017;18(2):440-452.

77. Heikkinen AM, Sorsa T, Pitkäniemi J, Tervahartiala T, Kari K, Broms U, Koskenvuo M, Meurman JH. Smoking affects diagnostic salivary periodontal disease biomarker levels in adolescents. J Periodontol. 2010;81(9):1299-1307.

78. Hernandez M, Valenzuela MA, Lopez-Otin C, Alvarez J, Lopez JM, Vernal R, Gamonal J. A metaloproteinase-13 da matriz é altamente expressa na atividade da doença periodontal destrutiva. J Periodontol. 2006;77(11):1863-1870.

79. Hernández Ríos M, Sorsa T, Obregón F, Tervahartiala T, Valenzuela MA, Pozo P, Dutzan N, Lesaffre E, Molas M, Gamonal J. Papéis proteolíticos da metaloproteinase da matriz (MMP)-13 durante a progressão da periodontite crónica: evidência inicial para a cascata de ativação da MMP-13/MMP-9. J Clin Periodontol. 2009;36(12):1011-1017.

80. CM geral. Determinantes moleculares da especificidade do substrato da metaloproteinase: domínios, módulos e exosites de ligação ao substrato da metaloproteinase da matriz. Mol Biotech. 2002;22(1):51-86.

81. Leppilahti JM, Hernández-Ríos PA, Gamonal JA, Tervahartiala T, Brignardello-Petersen R, Mantyla P, Sorsa T, Hernández M. Matrix metalloproteinases and myeloperoxidase in gingival crevicular fluid provide site-specific diagnostic value for chronic periodontitis. J Clin Periodontol. 2014;41(4):348-356.

82. Saari H, Suomalainen K, Lindy O, Konttinen Y, Sorsa T. Activation of latent human neutrophil collagenase by reactive oxygen species and serine proteases. Biochem Bio Res Comm. 1990;171(3):979-987.

83. Miyasaki KT, Iofel R, Lehrer RI. Sensibilidade dos agentes patogénicos periodontais à atividade bactericida das protegrinas sintéticas, péptidos antibióticos derivados de leucócitos porcinos. J Dent Res. 1997;76(8):1453-1459.

84. Scott DA, Krauss J. Neutrófilos na inflamação periodontal. Peridontol Dis. 2012;15(1):56-83.

85. Alfakry H, Malle E, Koyani CN, Pussinen PJ, Sorsa T. Neutrophil proteolytic activation cascades: a possible mechanistic link between chronic periodontitis and coronary heart disease. Innate Immun. 2016;22(1):85-99.

86. Hernández M, Gamonal J, Tervahartiala T, Mäntylä P, Rivera O, Dezerega A, Dutzan N, Sorsa T. Associações entre a metaloproteinase-8 e-14 da matriz e a mieloperoxidase no fluido crevicular gengival de indivíduos com periodontite crónica progressiva: um estudo longitudinal. J Periodontol. 2010;81(11):1644-1652.

87. Sapna G, Gokul S, Bagri-Manjrekar K. Matrix metalloproteinases and periodontal diseases. Oral Dis. 2014;20(6):538-550.

88. Rai B, Kharb S, Jain R, Anand SC. Biomarcadores de periodontite em fluidos orais. J Oral Sci. 2008;50(1):53-56.

89. Özçaka Ö, Bıçakcı N, Pussinen P, Sorsa T, Köse T, Buduneli N. Smoking and matrix metalloproteinases, neutrophil elastase and myeloperoxidase in chronic periodontitis. Oral Dis. 2011;17(1):68-76.

90. Romanelli R, Mancini S, Laschinger C, Overall CM, Sodek J, McCulloch CA. Ativação da colagenase de neutrófilos na periodontite. Infect Immun. 1999;67(5):2319-2326.

91. Marcaccini AM, Meschiari CA, Zuardi LR, De Sousa TS, Taba Jr M, Teofilo JM, Jacob-Ferreira AL, Tanus-Santos JE, Novaes Jr AB, Gerlach RF. Os níveis de fluido crevicular gengival de MMP-8, MMP-9, TIMP-2 e MPO diminuem após a terapia periodontal. J Clin Periodontol. 2010;37(2):180-190.

92. Kinane DF, Darby IB, Said S, Luoto H, Sorsa T, Tikanoja S, Mäntylä P. Changes in gingival crevicular fluid matrix metalloproteinase-8 levels during periodontal treatment and maintenance. J Periodont Res. 2003;38(4):400-414.

93. Gursoy UK, Kononen E, Pradhan-Palikhe P et al. MMP-8, TIMP-1 e ICTP salivares como marcadores de periodontite avançada. J Clin Periodontol (2010); 37(6): 487-493.

94. Costa PP, Trevisan GL, Macedo GO, Palioto DB, Souza SL, Grisi MF, Novaes Jr AB, Taba Jr M. Salivary interleukin-6, matrix metalloproteinase-8, and osteoprotegerin in patients with periodontitis and diabetes. J Periodontol. 2010;81(3):384-391.

95. Gursoy UK, Könönen E, Huumonen S, Tervahartiala T, Pussinen PJ, Suominen AL, Sorsa T. Salivary type I collagen degradation end-products and related matrix metalloproteinases in periodontitis. J Clin Periodontol. 2013;40(1):18-25.

96. Hardy DC, Ross JH, Schuyler CA, Leite RS, Slate EH, Huang Y. Expressão da matriz metaloproteinase-8 em tecidos periodontais removidos cirurgicamente de pacientes diabéticos e não diabéticos com doença periodontal. J Clin Periodontol 2012;39(3):249-255.

97. Yakob M, Kari K, Tervahartiala T, Sorsa T, Söder PÖ, Meurman JH, Söder B. Associations of periodontal microorganisms with salivary proteins and MMP-8 in gingival crevicular fluid. J Clin Periodontol. 2012;39(3):256-263.

98. Mäntylä P, Stenman M, Kinane DF, Tikanoja S, Luoto H, Salo T, Sorsa T. Stick de teste da colagenase-2 (MMP-8) do fluido crevicular gengival para monitorização da periodontite na cadeira. J Periodontol Res. 2003;38(4):436-439.

99. Leppilahti JM, Ahonen MM, Hernández M, Munjal S, Netuschil L, Uitto VJ, Sorsa T, Mäntylä P. Oral rinse MMP-8 point-of-care immuno test identifies patients with strong periodontal inflammatory burden. Oral Dis. 2011;17(1):115-122.

100. Hernández Ríos M, Sorsa T, Obregón F, Tervahartiala T, Valenzuela MA, Pozo P, Dutzan N, Lesaffre E, Molas M, Gamonal J. Papéis proteolíticos da metaloproteinase da matriz (MMP)-13 durante a progressão da periodontite crónica: evidência inicial para a cascata de ativação da MMP-13/MMP-9. J Clin Periodontol. 2009;36(12):1011-1017.

101.Ingman T, Sorsa T, Michaelis J, Konttinen YT. Matrix Metalloproteinases-1,-3, and-8 in Adult Periodontitis in Situ: An Immunohistochemical Study. Ann N Y Acad Sci. 1994;732(1):459-461.

102.Makela M, Salo T, Uitto VJ, Larjava H. Metaloproteinases de matriz (MMP-2 e MMP-9) da cavidade oral: origem celular e relação com o estado periodontal. J Dent Res. 1994;73(8):1397-1406.

103.Korostoff JM, Wang JF, Sarment DP, Stewart JC, Feldman RS, Billings PC. Análise da atividade de protease in situ em pacientes adultos com periodontite crónica: Expressão de MMP-2 activada e de uma serina protease de 40 kDa. J Periodontol. 2000;71(3):353-60.

104.Maeso G, Bravo M, Bascones A. Níveis de metaloproteinase-2 e-g e inibidor tecidular da metaloproteinase-1 da matriz no fluido crevicular gengival de pacientes com periodontite, gengivite e gengiva saudável. Quintessence Int. 2007;38(3):247-252.

105.Oyarzún A, Arancibia R, Hidalgo R, Peñafiel C, Cáceres M, González MJ, Martínez J, Smith PC. Involvement of MT1-MMP and TIMP-2 in human periodontal disease. Oral Dis. 2010;16(4):388-395.

106.Kim JB, Jung MH, Cho JY, Park JW, Suh JY, Lee JM. A influência da diabetes mellitus tipo 2 na expressão de mediadores inflamatórios e do inibidor tecidular de metaloproteinases-2 na periodontite crónica humana. J Periodonal Impant Sci. 2011;41(3):109-116.

107.Sultana S, Adhikary R, Nandi A, Bishayi B. Neutralization of MMP-2 protects Staphylococcus aureus infection induced septic arthritis in mice and regulates the levels of cytokines. Microb Pathog. 2016;99:148-161.

108.Nilsson UW, Jönsson JA, Dabrosin C. O tamoxifeno diminui o TGF-β1 extracelular secretado pelas células do cancro da mama - uma regulação pós-traducional que envolve a atividade da metaloproteinase da matriz. Exp Cell Res. 2009 ;315(1):1-9.

109.Gutiérrez-Fernández A, Inada M, Balbín M, Fueyo A, Pitiot AS, Astudillo A, Hirose K, Hirata M, Shapiro SD, Noël A, Werb Z. O aumento da inflamação atrasa a cicatrização de feridas em ratinhos deficientes em colagenase-2 (MMP-8). Fed Am Soc Exp Biol. 2007 ;21(10):2580-2591.

110.Malhotra R, Grover V, Kapoor A, Kapur R. A fosfatase alcalina como um marcador de doença periodontal. Ind J Dent Res. 2010;21(4):531-536.

111.Rasaei N, Ghadiri A, Peighan M, Rekabi A, Atashkar N. Evaluation of alkaline phosphatase in gingival crevicular fluid and saliva of patients with periodontitis and healthy individuals. J Family Med Prim Care. 2022;11(11):6983-6987.

112. Dabra S, Singh P. Evaluating the levels of salivary alkaline and acid phosphatase activities as biochemical markers for periodontal disease: Uma série de casos. Dent Research Journal. 2012;9(1):41-45.

113.Patel RM, Varma S, Suragimath G, Zope S. Estimativa e comparação dos níveis salivares de cálcio, fósforo, fosfatase alcalina e pH na saúde e doença periodontal: A cross- sectional biochemical study. J Clin Diagn Res. 2016;10(7):58-61.

114.Sanikop S, Patil S, Agrawal P. Gingival crevicular fluid alkaline phosphatase as a potential diagnostic marker of periodontal disease. J Ind Soc Periodontol. 2012;16(4):513-518.

115.Mohammad CA, Aziz HW. Efeito da destartarização e do alisamento radicular na fosfatase alcalina salivar e na fosfatase ácida em pacientes com periodontite crónica. Med J Babylon. 2018;15(2):186-190.

116.Nomura Y, Shimada Y, Hanada N, Numabe Y, Kamoi K, Sato T, Gomi K, Arai T, Inagaki K, Fukuda M, Noguchi T. Biomarcadores salivares para prever a progressão da periodontite crónica. Arch Oral Biol. 2012;57(4):413-420.

117.Azizi A, Sarlati F. Comparação da fosfatase alcalina salivar em pacientes com periodontite e indivíduos saudáveis. Res Dent Sci. 2011;8(1):9-14.

118. Ranjan B, Chandran CR, Aravindhan TR, Devaraj N, Rama KV, Valarmathi S. Um estudo comparativo sobre os níveis de fosfatase alcalina e oligoelementos no fluido crevicular gengival e no soro de pacientes com periodontite e gengivite com população saudável. J Dent Med Sci. 2010;16(1):14-17.

119. Jaiswal G, Deo V, Bhongade M, Jaiswal S. Fosfatase alcalina sérica: um marcador potencial na progressão da doença periodontal em pacientes com cirrose. Quintessence Int. 2011;42(4):345-348.

120. Sohani M, Saeed TA, Bavani MZ, Dashti N, Einollahi N. Actividades de algumas enzimas salivares na doença periodontal moderada a grave: Um estudo preliminar. J Isfahan Dent Sch 2015;11(2):170-179.

121. Pradhan S, Koirala PK. Alkaline phosphatase levels before and after nonsurgical periodontal therapy (Níveis de fosfatase alcalina antes e depois da terapia periodontal não cirúrgica). J Nepalese Soc Periodontol Oral Implantol. 2019;3(2):62-65.

122. Numabe Y, Hisano A, Kamoi K, Yoshie H, Ito K, Kurihara H. Análise da saliva para diagnóstico e monitorização periodontal. Periodontol 2000. 2004;40:115-119.

123. Zambon JJ, Nakamura M, Slots J. Effect of periodontal therapy on salivary enzymatic activity (Efeito da terapia periodontal na atividade enzimática salivar). J Periodontal Res. 1985;20:652-659.

124. Pushparani DS, Nirmala S. Comparação dos níveis das enzimas fosfatase ácida e β D-glucuronidase na diabetes mellitus tipo 2 com e sem periodontite. Int J Sci Eng Res. 2013;4(10):1164-1168.

125. Tomita S, Komiya-Ito A, Imamura K, Kita D, Ota K, Takayama S, Makino-Oi A, Kinumatsu T, Ota M, Saito A. Prevalência de Aggregatibacter

actinomycetemcomitans, Porphyromonas gingivalis e Tannerella forsythia em pacientes japoneses com periodontite crónica generalizada e agressiva. Microb Pathog. 2013;61(1):11-15.

126.Aas JA, Paster BJ, Stokes LN, Olsen I, Dewhirst FE. Defining the normal bacterial flora of the oral cavity (Definição da flora bacteriana normal da cavidade oral). J Clin Microbiol. 2005;43(11):5721-5732.

127.Marsh PD. Microbial ecology of dental plaque and its significance in health and disease (Ecologia microbiana da placa dentária e seu significado na saúde e na doença). Adv DentRes. 1994;8(2):263-271.

128.Takimoto K, Deguchi T, Mori M. Deteção histoquímica de fosfatases ácidas e alcalinas nos tecidos periodontais após movimento dentário experimental. J Dent Res. 1968;47(2):340-347.

129.Heitz-Mayfield LJ. Progressão da doença: identificação de grupos e indivíduos de alto risco para a periodontite. J ClinPeriodontol.2005 ;32(6):196-209.

130.Todorovic T, Dozic I, Vicente Barrero M, Ljuskovic B, Pejovic J, Marjanovic M, Knezevic M. Salivary enzymes and periodontal disease. Med Oral Patol Oral Cir Bucal. 2006;11(2):115-119.

131.Narayanan AS. Tecidos conjuntivos do periodonto: um resumo do trabalho atual. Coll Relat Res. 1983;3(1):33-64.

132.Johnell O, Odén A, De Laet C, Garnero P, Delmas PD, Kanis JA. Biochemical indices of bone turnover and the assessment of fracture probability. Osteoporosis Int. 2002 Jul 1;13(7):523-526.

133.Calvo MS, Eyre DR, Gundberg CM. Molecular basis and clinical application of biological markers of bone turnover. Endocr Rev. 1996;17(4):333-368.

134.Eriksen EF, Charles P, Melsen F, Mosekilde L, Risteli L, Risteli J. Serum markers of type I collagen formation and degradation in metabolic bone disease: correlation with bone histomorphometry. J Bone Miner Res. 1993;8(2):127-132.

135.Garnero P, Delmas PD. Um imunoensaio para o péptido helicoidal 620-633 do colagénio tipo I α1, um novo marcador da reabsorção óssea na osteoporose. Bone. 2003;32(1):20-26.

136.Risteli J, Elomaa I, Niemi S, Novamo A, Risteli L. Radioimunoensaio para o telopeptídeo carboxi-terminal do colagénio de tipo I reticulado com piridinolina: um novo marcador sérico da degradação do colagénio ósseo. ClinChem. 1993;39(4):635-640.

137.Colwell A, Russell RG, Eastell R. Factores que afectam o ensaio das ligações cruzadas urinárias de 3-hidroxipiridinio de colagénio como marcadores de reabsorção óssea. Eur J Clin Invest. 1993;23(6):341-349.

138.Black D, Marabani M, Sturrock RD, Robins SP. Excreção urinária das ligações cruzadas de hidroxipiridínio do colagénio em doentes com artrite reumatoide. Ann RheumDis. 1989;48(8):641-644.

139.Uebelhart D, Gineyts E, Chapuy MC, Delmas PD. Urinary excretion of pyridinium crosslinks: a new marker of bone resorption in metabolic bone disease. Bone and Miner. 1990;8(1):87-96.

140.Garnero PA, Gineyts EV, Riou JP, Delmas PD. Avaliação da reabsorção óssea com um novo marcador da degradação do colagénio em doentes com doença óssea metabólica. J Clin Endocrinol Metab. 1994;79(3):780-785.

141.YASUMIZU T, HOSHI K, IIJIMA S, ASAKA A. A concentração sérica do telopeptídeo carboxiterminal do colagénio de tipo I com ligação cruzada de piridinolina (ICTP) é um indicador útil do declínio e da recuperação da densidade mineral óssea na coluna lombar: análise em mulheres japonesas pós-menopáusicas com ou sem substituição hormonal. Endocr J. 1998;45(1):45-51.

142.Palys MD, Haffajee AD, Socransky SS, Giannobile WV. Relação entre as ligações cruzadas de piridinolina do C-telopeptídeo (ICTP) e os agentes patogénicos periodontais putativos na periodontite. J Clin Periodontol. 1998;25(11):865-871.

143.Oringer RJ, Palys MD, Iranmanesh A, Fiorellini JP, Haffajee AD, Socransky SS, Giannobile WV. C-Telopeptide pyridinoline cross-links (ICTP) e agentes patogénicos periodontais associados a implantes orais endósseos. Clin Oral Implants Res. 1998;9(6):365-373.

144.Golub LM, Lee HM, Greenwald RA, Ryan ME, Sorsa T, Salo T, Giannobile WV. Um inibidor da metaloproteinase da matriz reduz os fragmentos de degradação do colagénio do tipo ósseo e as colagenases específicas no fluido crevicular gengival durante a periodontite adulta. Inflamm Res. 1997;46:310-319.

145.Giannobile WV, Al-Shammari KF, Sarment DP. Moléculas de matriz e factores de crescimento como indicadores da atividade da doença periodontal. Periodontol 2000. 2003;31(1):125-134.

146.Talonpoika JT, Hämäläinen MM. Telopeptídeo carboxiterminal do colagénio tipo I no fluido crevicular gengival humano em diferentes condições clínicas e após tratamento periodontal. J Clin Periodontol. 1994;21(5):320-326.

147.Tillett WS, Francis Jr T. Reacções serológicas na pneumonia com uma fração somática não proteica de pneumococo. J Exp Med. 1930;52(4):561-571

148.Marnell L, Mold C, Du Clos TW. Proteína C-reactiva: ligandos, receptores e papel na inflamação. Clin Immunol. 2005;117(2):104-111.

149.Gomes-Filho IS, Freitas Coelho JM, da Cruz SS, Passos JS, Teixeira de Freitas CO, Aragão Farias NS, Amorim da Silva R, Silva Pereira MN, Lima TL, Barreto ML. Periodontite crónica e níveis de proteína C reactiva. J Periodontol. 2011;82(7):969-978.

150.López R, Baelum V, Hedegaard CJ, Bendtzen K. Serum levels of C-reactive protein in adolescents with periodontitis. J Periodontol. 2011;82(4):543-549.

151.Panichi V, Migliori M, De Pietro S, Taccola D, Andreini B, Metelli MR, Giovannini L, Palla R. The link of biocompatibility to cytokine production. Kidney Int. 2000;58:S96-103.

152. Gani DK, Lakshmi D, Krishnan R, Emmadi P. Avaliação da proteína C-reactiva e da interleucina-6 no sangue periférico de pacientes com periodontite crónica. J Ind Soc Periodontol. 2009;13(1):6-11

153. Ebersole JL, Cappelli D. Reagentes de fase aguda em infecções e doenças inflamatórias. Periodontol 2000. 2000;23(1):19-49.

154. Weatherall DJ, Ledingham JG, Warrell DA. A resposta de fase aguda e a proteína C-reactiva. Oxford textbook of Medicine.1996;3ª edição:1527-1533.

155. Bennett JC, Plum F. A resposta da fase aguda. Cecil textbook of Medicine. Saunders. Philadelphia. 1996;20ª edição:1535-1537.

156. Craig RG, Yip JK, So MK, Boylan RJ, Socransky SS, Haffajee AD. Relationship of destructive periodontal disease to the acute-phase response (Relação da doença periodontal destrutiva com a resposta de fase aguda). J PeriodontoL. 2003;74(7):1007-1016.

157. Hage FG, Szalai AJ. Polimorfismos do gene da proteína C-reactiva, níveis sanguíneos de proteína C-reactiva e risco de doença cardiovascular. J Am Coll Cardiol. 2007;50(12):1115-1122.

158. Graziani F, Cei S, Tonetti M, Paolantonio M, Serio R, Sammartino G, Gabriele M, D'Aiuto F. Inflamação sistémica após terapia periodontal não cirúrgica e cirúrgica. JClin Periodontol. 2010;37(9):848-854.

159. Slade GD, Offenbacher S, Beck JD, Heiss G, Pankow JS. Acute-phase inflammatory response to periodontal disease in the US population (Resposta inflamatória de fase aguda à doença periodontal na população dos EUA). J DentRes. 2000;79(1):49-57.

160. Saito T, Murakami M, Shimazaki Y, Oobayashi K, Matsumoto S, Koga T. Associação entre perda óssea alveolar e proteína C-reactiva sérica elevada em homens japoneses. J Periodontol 2003;74(12):1741-1746.

161. Persson GR, Pettersson T, Ohlsson O, Renvert S. High-sensitivity serum C-reactive protein levels in subjects with or without myocardial infarction or periodontitis. J Clin Periodontol 2005;32(3):219-224.

162. Salzberg TN, Overstreet BT, Rogers JD, Califano JV, Best AM, Schenkein HA. Níveis de proteína C-reactiva em pacientes com periodontite agressiva. J Periodontol. 2006;77(6):933-939.

163. Fredriksson MI, Figueredo CM, Gustafsson A, Bergström KG, Åsman BE. Effect of periodontitis and smoking on blood leukocytes and acute-phase proteins. J Periodontol. 1999;70(11):1355-1360.

164. Noack B, Genco RJ, Trevisan M, Grossi S, Zambon JJ, De Nardin E. As infecções periodontais contribuem para um nível elevado de proteína C-reactiva sistémica. J Periodontol. 2001;72(9):1221-1227.

165. D'Aiuto F, Parkar M, Andreou G, Suvan J, Brett PM, Ready D, Tonetti MS. Periodontite e inflamação sistémica: o controlo da infeção local está associado a uma redução dos marcadores inflamatórios séricos. J DentRes. 2004;83(2):156-160.

166. Ide M, McPartlin D, Coward PY, Crook M, Lumb P, Wilson RF. Effect of treatment of chronic periodontitis on levels of serum markers of acute-phase inflammatory and vascular responses. J Clin Periodontol. 2003;30(4):334-340.

167. Gabay C, Kushner I. Acute-phase proteins and other systemic responses to inflammation (Proteínas de fase aguda e outras respostas sistémicas à inflamação). New Eng JMed. 1999;340(6):448-454.

168. Dye BA, Choudhary K, Shea S, Papapanou PN. Anticorpos séricos contra agentes patogénicos periodontais e marcadores de inflamação sistémica. J Clin Periodontol. 2005;32(12):1189-1199.

169. Pitiphat W, Savetsilp W, Wara-Aswapati N. Proteína C-reactiva associada à periodontite numa população tailandesa. J Clin Periodontol. 2008;35(2):120-125.

170. Tüter G, Serdar M, Kurtiş B, Walker SG, Atak A, Toyman U, et al. Efeitos da destartarização e aplainamento radicular e da dose subantimicrobiana de doxiciclina nos níveis de fluido crevicular gengival da metaloproteinase de matriz-8,-13 e nos níveis séricos de HsCRP em pacientes com periodontite crónica. J Periodontol.2010;81(8):1132-1139.

171. Lacey DL, Timms E, Tan HL, Kelley MJ, Dunstan CR, Burgess T, et al. Osteoprotegerin ligand é uma citocina que regula a diferenciação e ativação dos osteoclastos. cell. 1998;93(2):165-176.

172. Kong YY, Yoshida H, Sarosi I, Tan HL, Timms E, Capparelli C, et al. OPGL is a key regulator of osteoclastogenesis, lymphocyte development and lymph-node organogenesis. Nature. 1999;397(6717):315-323.

173. Ikeda T, Kasai M, Suzuki J, Kuroyama H, Seki S, Utsuyama M, Hirokawa K. Multimerização do ativador do recetor do ligando do fator nuclear-κB (RANKL) e regulação da osteoclastogénese. J Biol Chem. 2003;278(47):47217-47222.

174. Teitelbaum SL, Ross FP. Genetic regulation of osteoclast development and function (Regulação genética do desenvolvimento e função dos osteoclastos). Nat Rev Genet. 2003;4(8):638-649.

175. Simonet WS, Lacey DL, Dunstan CR, Kelley MC, Chang MS, Lüthy R, et al. Osteoprotegerin: a novel secreted protein involved in the regulation of bone density. cell. 1997;89(2):309-319.

176. Belibasakis GN, Bostanci N. O sistema RANKL-OPG em periodontologia clínica. J Clin Periodontol. 2011;39(3):239-248.

177. Lerner UH. Remodelação óssea induzida pela inflamação na doença periodontal e a influência da osteoporose pós-menopausa. J Dent Res. 2006;85(7):596-607.

178. Liu YC, Lerner UH, Teng YT. Cytokine responses against periodontal infection: protective and destructive roles. Periodontol 2000. 2010;52:163-206.

179. Vega D, Maalouf NM, Sakhaee K. O papel do ativador do recetor do fator nuclear-κB (RANK)/RANK ligando/osteoprotegerina: implicações clínicas.J Clin Endocrinol Metab. 2007;92(12):4514-4521.

180. Haffajee AD, Socransky SS, Goodson JM. Comparação de diferentes análises de dados para detetar alterações no nível de fixação. J Clin Periodontol. 1983;10(3):298-310

181. Dutzan N, Gamonal J, Silva A, Sanz M, Vernal R. Sobre-expressão da forkhead box P3 e sua associação com o ativador do recetor do ligando do fator nuclear-κ B, interleucina (IL)-17, IL-10 e fator de crescimento transformador-β durante a progressão da periodontite crónica. J Clin Periodontol. 2009;36(5):396-403.

182. Vernal R, Chaparro A, Graumann R, Puente J, Valenzuela MA, Gamonal J. Níveis de ativador do recetor de citocinas do ligando do fator nuclear κB no fluido crevicular gengival em doentes com periodontite crónica não tratados. J Periodontol. 2004;75(12):1586-1591.

183. Dereka XE, Markopoulou CE, Fanourakis G, Tseleni-Balafouta S, Vrotsos IA. Nível de RANKL e OPG mRNA após tratamento periodontal não cirúrgico. Inflamm. 2010;33(6):200-206.

184. Buduneli N, Buduneli E, Kütükçüler N. Interleukin-17, RANKL, and osteoprotegerin levels in gingival crevicular fluid from smoking and non-smoking patients with chronic periodontitis during initial periodontal treatment. J Periodontol. 200 ;80(8):1274-1280.

185. Santos VR, Lima JA, Gonçalves TE, Bastos MF, Figueiredo LC, Shibli JA, Duarte PM. Relação recetor ativador do fator nuclear-kappa B ligando/osteoprotegerina em locais de periodontite crónica de indivíduos com diabetes tipo 2 mal e bem controlada. J Periodontol. 2010;81(10):1455-1465.

186. Williams CS, Mann M, DuBois RN. The role of cyclooxygenases in inflammation, cancer, and development. Oncogene. 1999;18(55):7908-7916.

187. Xie WL, Chipman JG, Robertson DL, Erikson RL, Simmons DL. Expression of a mitogen-responsive gene encoding prostaglandin synthase is regulated by mRNA splicing. Proc NatlAcad Sci. 1991;88(7):2692-2696.

188. Cavanaugh PF, McDonald JS, Pavelic L, Limardi RJ, Gluckman JL, Pavelic ZP. Immunohistochemical localization of prostaglandin H synthase isoenzyme proteins in the gingival tissue of patients with periodontitis. Inflammopharmacology. 1995;3(7):109-119.

189. Noguchi K, Ishikawa I. Os papéis da ciclo-oxigenase-2 e da prostaglandina E2 na doença periodontal. Periodontol 2000. 2007;43(1):85-101.

190. Zhang F, Engebretson SP, Morton RS, Cavanaugh Jr PF, Subbaramaiah K, Dannenberg AJ. A sobre-expressão da ciclo-oxigenase-2 na periodontite crónica. J Am Dent Assoc. 2003;134(7):861-867.

191. Hayashi Y, Kobayashi M, Kuwata H, Atsumi GI, Deguchi K, Wei XF, Kudo I, Hasegawa K. Interferon-γ e interleucina 4 inibem a geração retardada de prostaglandina E2 induzida por interleucina 1β através da supressão da expressão de ciclooxigenase-2 em fibroblastos humanos. Cytokine. 2000;12(6):603-12.

192. Fokkema SJ, Loos BG, Slegte C, Velden UV. A type 2 response in lipopolysaccharide (LPS) -stimulated whole blood cell cultures from periodontitis patients. Clin Exp Immunol. 2002;127(2):374-378.

193. Iwasaki K, Noguchi K, Endo H, Kondo H, Ishikawa I. A prostaglandina E2 regula negativamente a produção de interleucina-12 através de receptores EP4 em monócitos humanos estimulados com lipopolissacárido de Actinobacillus actinomycetemcomitans e interferão-γ. Oral Microbiol Immunol. 2003;18(3):150-155.

194. Fedyk ER, Harris SG, Padilla J, Phipps RP. Os receptores de prostaglandinas dos subtipos EP2 e EP4 regulam a ativação dos linfócitos B e a diferenciação em células secretoras de IgE. Adv Exp Med Biol. 1997;433:153-157

195.Harrell JC, Stein SH. Prostaglandin E2 regulates gingival mononuclear cell immunoglobulin production. J Periodontol. 1995;66(3):222-227.

196.Ishihara Y, Zhang JB, Quinn SM, Schenkein HA, Best AM, Barbour SE, Tew JG. Regulation of immunoglobulin G2 production by prostaglandin E2 and platelet-activating fator. Infect Immun. 2000;68(3):1563-1568.

197.Buduneli N, Vardar S, Atilla G, Sorsa T, Luoto H, Baylas H. Níveis de metaloproteinase-8 da matriz do fluido crevicular gengival após a utilização adjuvante de meloxicam e a fase inicial da terapia periodontal. J Periodontol. 2002;73(1):103-109.

198.Williams RC, Jeffcoat MK, Howell TH, Paquette D, Rolla A, Reddy M, Goldhaber P. Three year trial of flurbiprofen treatment in humans: post-treatment period. J Dent Res. 1991;70(1):468-475.

199.Vardar S, Baylas H, Huseyinov A. Effects of selective cyclooxygenase-2 inhibition on gingival tissue levels of prostaglandin E2 and prostaglandin F2α and clinical parameters of chronic periodontitis. J Periodontol. 2003;74(1):57-63.

200.Mantovani A, Dinarello CA, Molgora M, Garlanda C. Interleukin-1 and related cytokines in the regulation of inflammation and immunity. Immunity. 2019;50(4):778-795.

201.Dinarello CA. Funções imunológicas e inflamatórias da família da interleucina-1. Annu Rev Immunol. 2009;27:519-550.

202.Murakami M, Kamimura D, Hirano T. Pleiotropy and specificity: insights from the interleukin 6 family of cytokines. Immunity. 2019;50(4):812-831.

203.Lavu V, Venkatesan V, Venkata Kameswara Subrahmanya Lakkakula B, Venugopal P, Paul SF, Rao SR. Polymorphic regions in the interleukin-1 gene and susceptibility to chronic periodontitis: a genetic association study. Genet Test Mol Biomark. 2015;19(4):175-181.

204. Ben-Sasson SZ, Hu-Li J, Quiel J, Cauchetaux S, Ratner M, Shapira I, Dinarello CA, Paul WE. A IL-1 actua diretamente sobre as células T CD4 para aumentar a sua expansão e diferenciação impulsionadas por antigénios. Proc Nat Acad Sci. 2009;106(17):7119-7124.

205. Langrish CL, Chen Y, Blumenschein WM, Mattson J, Basham B, Sedgwick JD, McClanahan T, Kastelein RA, Cua DJ. A IL-23 conduz uma população de células T patogénicas que induz uma inflamação autoimune. J Exp Med. 2005;201(2):233-240.

206. Gilowski Ł, Wiench R, Płocica I, Krzemiński TF. Quantidade de interleucina-1β e antagonista do recetor de interleucina-1 em periodontite e pacientes saudáveis. Arch Oral Biol. 2014;59(7):729-734.

207. Reis C, Da Costa AV, Guimarães JT, Tuna D, Braga AC, Pacheco JJ, Arosa FA, Salazar F, Cardoso EM. Melhoria clínica após terapia para periodontite: Associação com a diminuição de IL-1 e IL-6. Exp Ther Med. 2014;8(1):323-327.

208. García-Hernández AL, Muñoz-Saavedra ÁE, González-Alva P, Moreno-Fierros L, Llamosas-Hernández FE, et al. Upregulation of proteins of the NLRP3 inflammasome in patients with periodontitis and uncontrolled type 2 diabetes. Oral Dis. 2019;25(2):596-608.

209. Lapérine O, Cloitre A, Caillon J, Huck O, Bugueno IM, Pilet P, et al . Interação entre a interleucina-33 e o RANK-L na perda óssea alveolar associada à periodontite. PloS one. 2016;11(12):e0168080.

210. Sağlam M, Köseoğlu S, Savran L, Pekbağriyanik T, Sağlam G, Sütçü R. Níveis de interleucina-37 no fluido crevicular gengival, saliva ou plasma na doença periodontal. J periodontal Res. 2015;50(5):614-621.

211. Tada H, Matsuyama T, Nishioka T, Hagiwara M, Kiyoura Y, Shimauchi H, Matsushita K. Porphyromonas gingivalis gingipain-dependently enhances IL-33 production in human gingival epithelial cells. PLoS One. 2016;11(4):e0152794.

212.Okamura H, Tsutsui H, Komatsu T, Yutsudo M, Hakura A, Tanimoto T, Torigoe K, Okura T, Nukada Y, Hattori K, Akita K. Clonagem de uma nova citocina que induz a produção de IFN-γ por células T. Nature. 1995;378(6552):88-91.

213.Li ZG, Li JJ, Sun CA, Jin Y, Wu WW. Os polimorfismos do promotor da interleucina-18 e os níveis plasmáticos estão associados ao aumento do risco de periodontite: uma meta-análise. Inflamm Res. 2014;63(2):45-52.

214.Figueredo CM, Rescala B, Teles RP, Teles FP, Fischer RG, Haffajee AD et al,. Aumento da interleucina-18 no fluido crevicular gengival de pacientes com periodontite. Oral MicrobiolImmunol. 2008;23(2):173-176.

215.Özçaka Ö, Nalbantsoy A, Buduneli N. Interleukin-17 and interleukin-18 levels in saliva and plasma of patients with chronic periodontitis. J Periodontal Res. 2011;46(5):592-598.

216.Sánchez-Hernández PE, Zamora-Perez AL, Fuentes-Lerma M, Robles-Gómez C, Mariaud-Schmidt RP, Guerrero-Velázquez C. IL-12 and IL-18 levels in serum and gingival tissue in aggressive and chronic periodontitis. Oral Dis. 2011;17(5):522-529.

217.Campos BO, Fischer RG, Gustafsson A, Figueredo CM. Eficácia do tratamento não cirúrgico na redução dos níveis de il-18 no fluido crevicular gengival de pacientes com doença periodontal. Braz DentJ. 2012;23(1):428-432.

218.Wang F, Guan M, Wei L, Yan H. A IL-18 promove a secreção de metaloproteinases de matriz em fibroblastos do ligamento periodontal humano através da ativação da sinalização NF-κB. Relatórios de medicina molecular. 2019;19(1):703-710.

219.Wolf J, Rose-John S, Garbers C. Interleukin-6 and its receptors: a highly regulated and dynamic system. Cytokine. 2014;70(1):11-20.

220.Lin WW, Yi Z, Stunz LL, Maine CJ, Sherman LA, Bishop GA. A proteína adaptadora TRAF3 inibe a sinalização do recetor de interleucina-6 nas células B para limitar o desenvolvimento de células plasmáticas. Sinalização científica. 2015;8(392):ra88.

221.Heink S, Yogev N, Garbers C, Herwerth M, Aly L, Gasperi C et al,. A transapresentação de IL-6 por células dendríticas é necessária para a iniciação de células TH17 patogénicas. Nat Immunol. 2017;18(1):74-85.

222.Jones GW, McLoughlin RM, Hammond VJ, Parker CR, Williams JD, Malhotra R et al,. Loss of CD4+ T cell IL-6R expression during inflammation underlines a role for IL-6 trans signaling in the local maintenance of Th17 cells. J Immunol. 2010;184(4):2130-2139.

223.Duhen T, Geiger R, Jarrossay D, Lanzavecchia A, Sallusto F. Production of interleukin 22 but not interleukin 17 by a subset of human skin-homing memory T cells. Nature Immunology. 2009;10(8):857-863.

224.Zhu J, Guo B, Fu M, Guo W, Yuan Y, Yuan H et al,. O polimorfismo da interleucina-6-174G/C contribui para a suscetibilidade à periodontite: uma meta-análise actualizada de 21 estudos de caso-controlo. Dis Markers. 2016;3(1):1-12.

225.Ebersole JL, Kirakodu S, Novak MJ, Stromberg AJ, Shen S, Orraca L et al,. Cytokine gene expression profiles during initiation, progression and resolution of periodontitis. J Clin Periodontol. 2014;41(9):853-861.

226.De Benedetti F, Rucci N, Del Fattore A, Peruzzi B, Paro R, Longo M et al,. Desenvolvimento esquelético prejudicado em ratinhos transgénicos para a interleucina-6: um modelo para o impacto da inflamação crónica no sistema esquelético em crescimento. Arthritis Rheumatol. 2006;54(11):3551-3563.

227.Pan W, Wang Q, Chen Q. A rede de citocinas envolvida na resposta imunitária do hospedeiro à periodontite. Revista internacional de ciência oral. 2019;11(3):30-42.

228.Aggarwal BB, Kohr WJ. Fator de necrose tumoral humano. Methods Enzymol. 1985;116(1):448-456.

229.Brenner D, Blaser H, Mak TW. Regulação da sinalização do fator de necrose tumoral: viver ou deixar morrer. Nat Rev Immunol. 2015;15(6):362-374.

230.Kriegler M, Perez C, DeFay K, Albert I, Lu SD. A novel form of TNF/cachectin is a cell surface cytotoxic transmembrane protein: ramifications for the complex physiology of TNF. Cell. 1988;53(1):45-53.

231.Kobayashi K, Takahashi N, Jimi E, Udagawa N, Takami M, Kotake S et al,. O fator de necrose tumoral α estimula a diferenciação dos osteoclastos através de um mecanismo independente da interação ODF/RANKL-RANK. The J Exp Med. 2000;191(2):275-286.

232.Osta B, Benedetti G, Miossec P. Classical and paradoxical effects of TNF-α on bone homeostasis (Efeitos clássicos e paradoxais do TNF-α na homeostase óssea). Front Immunol. 2014;5(3):48-56.

233.Ding C, Ji X, Chen X, Xu Y, Zhong L. Os polimorfismos do promotor do gene TNF-α contribuem para a suscetibilidade à periodontite: evidência de 46 estudos. J Clin Periodontol. 2014;41(8):748-759.

234.Madureira DF, Lima IL, Costa GC, Lages EM, Martins CC, Da Silva TA. Fator de necrose tumoral-alfa no fluido crevicular gengival como marcador de diagnóstico de doenças periodontais: uma revisão sistemática. J Evid Based Dent Pract. 2018;18(4):315-331.

235.Górska R, Gregorek H, Kowalski J, Laskus-Perendyk A, Syczewska M, Madaliński K. Relação entre parâmetros clínicos e perfis de citocinas em tecido gengival inflamado e amostras de soro de pacientes com periodontite crónica. J Clin Periodontol. 2003;30(12):1046-1052.

236.Fujihara R, Usui M, Yamamoto G, Nishii K, Tsukamoto Y, Okamatsu Y et al,. O fator de necrose tumoral-α aumenta a expressão de RANKL nas células epiteliais gengivais através da sinalização da proteína quinase A. J PeriodontalRes. 2014;49(4):508-517.

237. Basso FG, Pansani TN, Turrioni AP, Soares DG, de Souza Costa CA, Hebling J. O fator de necrose tumoral-α e as interleucinas (IL)-1β, IL-6 e IL-8 prejudicam a migração in vitro e induzem a apoptose de fibroblastos gengivais e células epiteliais, atrasando a cicatrização de feridas. J Periodontol. 2016;87(8):990-996.

238. Arancibia R, Oyarzun A, Silva D, Tobar N, Martínez J, Smith PC. O fator de necrose tumoral-α inibe a diferenciação miofibroblástica estimulada pelo fator de crescimento transformador-β e a produção de matriz extracelular em fibroblastos gengivais humanos. J Periodontol. 2013;84(5):683-693.

239. Polak D, Shapira L. Uma atualização da evidência dos mecanismos patogénicos que podem ligar a periodontite e a diabetes. J Clin Periodontol. 2018;45(2):150-166.

240. Ceccarelli F, Saccucci M, Di Carlo G, Lucchetti R, Pilloni A, Pranno N et al,. Periodontite e artrite reumatoide: os mesmos mediadores inflamatórios?.Mediat Inflamm. 2019; e-6034546.

241. Holt SC, Ebersole J, Felton J, Brunsvold M, Kornman KS. A implantação de Bacteroides gingivalis em primatas não humanos inicia a progressão da periodontite. Science. 1988;239(4835):55-57.

242. Ide M, Jagdev D, Coward PY, Crook M, Barclay GR, Wilson RF. The short-term effects of treatment of chronic periodontitis on circulating levels of endotoxin, C-reactive protein, tumor necrosis fator-α, and interleukin-6. J Periodontol. 2004;75(3):420-428

243. Bang J, Rosenbush C, Ahmad-Zadeh C, Cimasoni G. Isoenzimas da desidrogenase láctica no fluido gengival humano. Helv Odontol Ata. 1972;16(2):89-93

244. Weinstein E, Khurana H, Mandel ID. Isoenzimas de lactato desidrogenase no fluido gengival. Arch Oral Biol. 1972;17(2):375-376.

245. Lamster IB, Vogel RI, Hartley LJ, DeGeorge CA, Gordon JM. Lactato desidrogenase, beta-glucuronidase e atividade da arilsulfatase no fluido crevicular gengival associado à gengivite experimental no homem. J Periodontol. 1985;56(3):139-147.

246. Snyder, W. & Wolff, L. F. Medições bioquímicas do fluido crevicular correlacionadas com parâmetros clínicos e microbianos da doença periodontal. J Dent Res. 1983;62(2):196-206.

247. Mukherjee, S. Crawford, J. M., Chambers, D. A. & Cohen, R. L. Lactate dehydrogenase activity in crevicular fluid during induced periodontitis in dogs. J Dent Res. 1985;64(1):374-381.

248. Chambers DA, Imrey PB, Cohen RL, Crawford JM, Alves ME, McSwiggin TA. Um estudo longitudinal da aspartato aminotransferase no fluido crevicular gengival humano. J Periodontal Res. 1991;26(2):65-74.

249. Over C, Yamalik N, Yavuzyilmaz E, Ersoy F, Eratalay K. Atividade da mieloperoxidase no sangue periférico, no fluido crevicular dos neutrófilos e na saliva total de pacientes com doença periodontal. J Nihon Univ Sch Dent. 1993;35(4):235-240.

250. McCauley LK, Nohutcu RM. Mediadores da destruição e remodelação óssea periodontal: princípios e implicações para o diagnóstico e terapia. J Periodontol. 2002;73(11):1377-1391.

251. Kinney JS, Ramseier CA, Giannobile WV. Biomarcadores baseados em fluidos orais da perda óssea alveolar na periodontite. Ann N Y Acad Sci. 2007;1098(1):230-251.

252. Sharma CG, Pradeep AR. Gingival crevicular fluid osteopontin levels in periodontal health and disease. J Periodontol. 2006 ;77(10):1674-1680.

253. Hans S, Mali AM. Estimativa e comparação dos níveis de osteopontina no plasma em indivíduos com periodonto saudável e periodontite crónica generalizada e sua

avaliação após raspagem e alisamento radicular. J Indian Soc Periodontol. 2012;16(3):354-362. .

254.Blankenvoorde MF, Henskens YM, Van Der Weijden GA, Van Den Keijbus PA, Veerman EC, Amerongen AN. Cistatina A no fluido crevicular gengival de pacientes periodontais. J Periodontal Res. 1997;32(7):583-588.

255.Gibbons RJ, Etherden I. Fibronectin-degrading enzymes in saliva and their relation to oral cleanliness. J Periodontal Res. 1986;21(4):386-395.

256.Lamberts BL, Pederson ED, Bial JJ, Tombasco PK. Fibronectin levels of unstimulated saliva from naval recruits with and without chronic inflammatory periodontal disease (Níveis de fibronectina na saliva não estimulada de recrutas navais com e sem doença periodontal inflamatória crónica). J Clin Periodontol. 1989;16(6):342-346.

257.Markkanen H, Syrjänen SM, Alakuijala P. Salivary IgA, lysozyme and β-microglobulin in periodontal disease. Eur J Oral Sci. 1986;94(2):115-120.

258.Jalil RA, Ashley FP, Wilson RF, Wagaiyu EG. Concentrações de tiocianato, hipotiocianito, lisozima "livre" e "total", lactoferrina e IgA secretora na saliva inteira em repouso e estimulada de crianças com idades entre os 12 e os 14 anos e a relação com a acumulação de placa bacteriana e gengivite. J Periodontal Res. 1993;28(2):130-136.

259.Gregory RL, Kim DE, Kindle JC, Hobbs LC, Lloyd DR. Enzimas que degradam a imunoglobulina na periodontite juvenil localizada. J Periodontal Res. 1992;27(3):176-183.

260.Garito ML, Prihoda TJ, McManus LM. Os níveis salivares de PAF estão correlacionados com a gravidade da inflamação periodontal. J Dental Res. 1995;74(4):1048-1056.

261.Rasch MS, Mealey BL, Prihoda TJ, Woodard DS, McManusm LM. The effect of initial periodontal therapy on salivary platelet-activating fator levels in chronic adult periodontitis. J Periodontol. 1995;66(7):613-623.

262. Hormia M, Thesleff I, Perheentupa J, Pesonen K, Saxén L. Aumento da taxa de secreção do fator de crescimento epidérmico salivar em pacientes com periodontite juvenil. Eur JOral Sci. 1993;101(3):138-144.

263. Giannobile WV, Hernandez RA, Finkelman RD, Ryarr S, Kiritsy CP, D'Andrea M, Lynch SE. Efeitos comparativos do fator de crescimento derivado de plaquetas-BB e do fator de crescimento semelhante à insulina-I, individualmente e em combinação, na regeneração periodontal em Macaca fascicularis. J Periodontal Res. 1996;31(5):301-312.

264. Pinheiro ML, Feres-Filho EJ, Graves DT, Takiya CM, Elsas MI, Elsas PP, Luz RA. Quantificação e localização do fator de crescimento derivado de plaquetas na gengiva de pacientes com periodontite. J Periodontol. 2003;74(3):323-328.

265. Ferrara N. Vascular endothelial growth fator. ArterioscIerThromb Vascular Biol. 2009 ;29(6):789-791.

266. Booth V, Young S, Cruchley A, Taichman NS, Paleolog E. Fator de crescimento endotelial vascular na doença periodontal humana. J Periodontal Res. 1998;33(8):491-499.

267. Sreeram M, Suryakar AN, Dani NH. Será a transpeptidase não cirúrgica um biomarcador do stress oxidativo na periodontite? J Indian Soc Periodontol. 2015;19(2):150-154.

268. Önder C, Kurgan Ş, Altıngöz SM, Bağış N, Uyanık M, Serdar MA, et al. Impacto da terapia periodontal não cirúrgica na saliva e nos níveis séricos de marcadores de stress oxidativo. Clin Oral Invest. 2017;21(6):1961-1969.

269. Baltacıoğlu E, Yuva P, Aydın G, Alver A, Kahraman C, KarabulutE, et al. Níveis de peroxidação lipídica e estado total de oxidantes/antioxidantes no soro e na saliva de pacientes com periodontite crónica e agressiva. Índice de stress oxidativo: Um novo biomarcador para a doença periodontal? J Periodontol. 2014;85(10):1432-1441.

270.Kornman KS, Page RC, Tonetti MS. A resposta do hospedeiro ao desafio microbiano na periodontite: reunindo os jogadores. Periodontol 2000. 1997;14(1):33-53.

271.Karimbux NY, Saraiya VM, Elangovan S, Allareddy V, Kinnunen T, Kornman KS, Duff GW. Polimorfismos do gene da interleucina-1 e periodontite crónica em adultos brancos: uma revisão sistemática e meta-análise. JPeriodontol. 2012;83(11):1407-1419.

272.Pociot F, Briant L, Jongeneel CV, Mölvig J, Worsaae H, Abbal M, Thomsen M, Nerup J, Cambon-Thomsen A. Association of tumor necrosis fator (TNF) and class II major histocompatibility complex alleles with the secretion of TNF-a and TNF-0 by human mononuclear cells: a possible link to insulin-dependent diabetes mellitus. Eur J Immunol. 1993;23(1):224-231.

273.Dendorfer U. Molecular biology of cytokines (Biologia molecular das citocinas). Artif Organs. 1996;20(5):437-44.

274.Bayley JP, Ottenhoff TH, Verweij CL. Existe um futuro para os polimorfismos do promotor do TNF? Genes Immun. 2004;5(5):315-329.

275.Klein W, Tromm A, Griga T, Fricke H, Folwaczny C, Hocke M et al,. Um polimorfismo no gene CD14 está associado à doença de Crohn. Scand JGastroenterol. 2002;37(2):189-191.

276.Chaves ES, Jeffcoat MK, Ryerson CC, Snyder B. Colonização bacteriana persistente de Porphyromonas gingivalis, Prevotella intermedia e Actinobacillus actinomycetemcomitans na periodontite e sua associação com a perda óssea alveolar após 6 meses de terapia. J Clin Periodontol. 2000;27(12):897-903.

277.Genco RJ, Ho AW, Kopman J, Grossi SG, Dunford RG, Tedesco LA. Modelos para avaliar o papel do stress na doença periodontal. Ann Periodontol. 1998;3(1):288-302.

278.Sewón L, Mäkelä M. A study of the possible correlation of high salivary calcium levels with periodontal and dental conditions in young adults. Arch Oral Biol. 1990;35(1):211-220.

279.Marc Quiryen e Daniel van Steenberghe Mal odor oral. In: Carranza FA, Newman MG, e Takei HH. Carranza's Clinical Periodontology 10ª edição 2010. Philadelphia: Saunders: 330-342.

280.Jung JY, Kang GC, Jeong YJ, Kim SH, Kwak YG, Kim WJ. Análise proteómica do crescimento excessivo de fibroblastos gengivais humanos induzido pela ciclosporina A. Biol Pharm Bull. 2009 ;32(8):1480-1485.

281.Zhao M, An M, Wang Q, Liu X, Lai W, Zhao X, Wei S, Ji J. Análise proteómica quantitativa de células MG-63 semelhantes a osteoblastos humanos em resposta a implantes de titânio e poliéter-éter-cetona bioinertes. J Proteomics. 2012 ;75(12):3560-3573.

282.Xia Q, Wang T, Taub F, Park Y, Capestany CA, Lamont RJ, Hackett M. Quantitative proteomics of intracellular Porphyromonas gingivalis. Proteomics. 2007 ;7(23):4323-4337.

283.Choi YJ, Heo SH, Lee JM, Cho JY. Identificação da azurocidina como um potencial biomarcador de periodontite através de uma análise proteómica do fluido crevicular gengival. Proteome Sci. 2011 ;9(42):2-11.

284.Aslam B, Basit M, Nisar MA, Khurshid M, Rasool MH. Proteómica: Tecnologias e suas aplicações. J Chromatogr Sci. 2017 ;55(2):182-196.

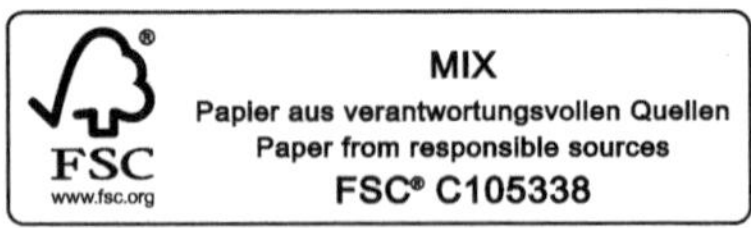

Printed by Books on Demand GmbH, Norderstedt / Germany